112 Anaesthesiologie und Intensivmedizin
Anaesthesiology and Intensive Care Medicine

Editors:

R. Frey, Mainz · F. Kern, St. Gallen
O. Mayrhofer, Wien

Managing Editor: H. Bergmann, Linz

G. Haldemann

Kreislaufproblematik und Anaesthesie bei geriatrischen Patienten

Mit 24 Abbildungen

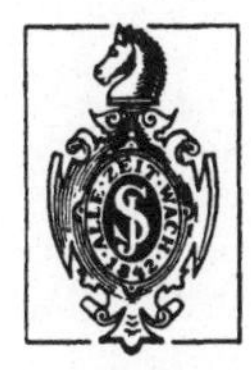

Springer-Verlag
Berlin Heidelberg New York 1978

Dr. med. Georg Haldemann
Leitender Arzt für
Anaesthesie und chirurgische Intensivmedizin
des Kantonspitals, CH-5001 Aarau, Schweiz

ISBN-13: 978-3-540-08785-4   e-ISBN-13: 978-3-642-66964-4
DOI: 10.1007/978-3-642-66964-4

CIP-Kurztitelaufnahme der Deutschen Bibliothek. *Haldemann, Georg.* Kreislaufproblematik und Anaesthesie bei geriatrischen Patienten. — Berlin, Heidelberg, New York:
Springer, 1978. (Anaesthesiologie und Intensivmedizin; 112)

Das Werk ist urheberrechtlich geschützt. Die dadurch begründeten Rechte, insbesondere die
der Übersetzung, des Nachdruckes, der Entnahme von Abbildungen, der Funksendung,
der Wiedergabe auf photomechanischem oder ähnlichem Wege und der Speicherung in
Datenverarbeitungsanlagen bleiben, auch bei nur auszugsweiser Verwertung, vorbehalten.
Bei Vervielfältigungen für gewerbliche Zwecke ist gemäß § 54 UrhG eine Vergütung
an den Verlag zu zahlen, deren Höhe mit dem Verlag zu vereinbaren ist.

© by Springer-Verlag Berlin Heidelberg 1978.

Die Wiedergabe von Gebrauchsnamen, Warenbezeichnungen usw. in diesem Werk
berechtigt auch ohne besondere Kennzeichnung nicht zu der Annahme, daß solche Namen
im Sinn der Warenzeichen- und Markenschutzgesetzgebung als frei zu betrachten wären
und daher von jedermann benutzt werden dürften.

Druck und Bindearbeiten: Meister Druck Kassel
2127/3140–543 210

Wegen der erhöhten Lebenserwartung nimmt der Anteil alter Patienten in den Krankenhäusern ständig zu. Dank moderner Medizin entspricht das biologische häufig nicht dem chronologischen Alter. Das hat dazu geführt, daß heute in allen chirurgischen Teilgebieten Operationen durchgeführt werden, die früher nicht denkbar waren. Für ihren Erfolg sind, wegen der eingeschränkten Leistungsreserven, insbesondere der Lungen-, Herz- und Kreislauffunktion, Vorbereitung und Nachbehandlung von großer Bedeutung (AHNEFELD und HALMAGYI, 1974), was nur durch interdisziplinäre Zusammenarbeit zu verwirklichen ist.

Während es der Pädiatrie bereits um die Jahrhundertwende gelang, sich als Spezialgebiet zu profilieren (BLAND, 1963), kämpft die Geriatrie noch heute darum, daß alte Menschen nicht einfach als ältere Erwachsene therapiert werden (DICK und DÖLP, 1974). Dies zeigt sich auch in der modernen Anaesthesie, wo Kinderanaesthesie bereits seit Jahren als Subdisziplin betrieben wird und nur von erfahrenen und gut ausgebildeten Anaesthesisten durchgeführt wird. Dagegen kommen alte Patienten häufig nicht in den Genuß einer speziellen, ihrer besonderen medizinischen Problematik adäquaten Betreuung. Trotz der Entwicklung zahlreicher neuer Anaesthesieverfahren hilft sich der Anaesthesist aufgrund praktischer Erfahrung mit niedrigen Dosierungen der Anaesthetika, um deren Nebenwirkungen, vor allem auf die Kreislauffunktion, in Grenzen zu halten. Die Präferenz für die eine oder andere Technik sollte sich aber auf die Pathophysiologie ihrer Nebenwirkungen stützen. Genauen Aufschluß über deren Art und Ausmaß bei diesem Krankengut können nur Untersuchungen unter standardisierten Bedingungen, welche den klinischen Verhältnissen möglichst nahe kommen, liefern.

In dieser Arbeit wird versucht, dem Anaesthesisten die Grundlagen für eine rationale Wahl des zu verwendenden Anaesthesieverfahrens zu geben, sowie auf zu erwartende Nebenwirkungen von seiten des Kreislaufes und der Therapiemöglichkeiten hinzuweisen.

Zu ganz besonderem Dank verpflichtet bin ich meinem verehrten Chef und Lehrer, Prof. G. HOSSLI. Er hat während der ganzen Zeit die Untersuchung wohlwollend unterstützt und mit Anregungen und Kritik befruchtet. Auch für seine Hilfe bei der Abfassung des Manuskriptes sei ihm herzlich gedankt. Danken möchte ich auch Prof. R. GATTIKER, die mir besonders bei der Ausarbeitung der Methodik sowie bei kardiologisch-anaesthesiologischen Problemen eine große Hilfe war. Verpflichtet bin ich auch meinen Kollegen vom Institut für Anaesthesiologie, Dr. O. LAEPPLE, Dr. K. SCHUBERT,

Dr. U. STADELMANN, Dr. G. KREIENBÜHL und Dr. I. ANTIC für ihr
Interesse und für die Rücksichtnahme auf die experimentellen
Untersuchungen bei der Organisation des Routineoperationspro-
grammes.

Mein ganz spezieller Dank richtet sich an Priv.-Doz. H. SCHAER,
der bei vielen Untersuchungen, vor allem in pharmakologischer
und statistischer Hinsicht ein unersetzlicher Berater war, sowie an meine zeitweisen Mitarbeiter, Dr. N. ANTIC, Dr. E. SCHMID,
Dr. F. REIST, Dr. H. P. WÜEST, Dr. K. REIST, Dr. R. STALDER und
Dr. C. GASSER.

Prof. W. RUTHISHAUSER, ehemalig Leitender Arzt an der Medizinischen Universitätspoliklinik, und Prof. M. ROTHLIN, Leitender Arzt an der Chirurgischen Universitätsklinik A, ge-
bührt mein Dank für die jederzeitige Bereitschaft zu Diskussio-
nen über methodische oder kardiologische Probleme. Besonders
unterstützt hat mich Prof. H. U. BUFF, Direktor der Chirurgischen Universitätsklinik B, dem ich vor allem das Verständnis
für die besondere Problematik des verunfallten alten Menschen
und den Einblick in seine Schule ihrer chirurgischen Wiederherstellung verdanke. Mit meinen Kollegen von den Chirurgischen
Universitätskliniken A und B und von der Urologischen Universitätsklinik bestand jederzeit eine gute Zusammenarbeit, und ich
anerkenne sehr ihre Bereitschaft zur Rücksichtnahme auf diese
Untersuchungen. Nicht unerwähnt soll mein erster anaesthesio-
logischer Lehrer sein: Prof. H. J. EBERLEIN, Direktor des In-
stitutes für Anaesthesiologie des Klinikum Westend der Freien
Universität Berlin, der manchen freien Abend, manches Wochen-
ende zur Diskussion dieser Arbeit geopfert hat.

Ich genoß während der ganzen Zeit die Unterstützung des Anaesthe-
sieoberpflegers, H. SOMMER, sowie diejenige von allen Anaesthesieschwestern und der Oberpfleger J. GANTENBEIN und J. KNECHT
und ihrer Mitarbeiter wie auch die organisatorische Hilfe von
Schwester Gertrud SCHENK und Rosemarie BEELER. Besonders wertvoll war·mir die Mitarbeit von Frau M. HONAUER-SCHLUMPF und
Herrn D. POPOVIC vom Blutgaslabor, die viel dazu beigetragen haben, eine mobile und funktionstüchtige Meßeinheit zu schaffen,
und die bei der Auswertung der Untersuchungsresultate eine wert-
volle Hilfe waren. Dankbar anerkenne ich die Arbeit von Fräulein
U. GUT und Frau E. STEINER vom Ärztesekretariat des Krankenhauses
Sanitas, von Fräulein S. BEYELER und Fräulein E. VOGEL, der
technischen Zeichnerinnen, sowie der Fotografin der Chirurgischen Kliniken, Frau A. JUNG und ihrer Mitarbeiter.

Zürich, im März 1978   G. Haldemann

INHALTSVERZEICHNIS

1. EINLEITUNG

Die Lebenserwartung des Menschen lag fast 5000 Jahre lang bei
20 bis 25 Jahren (NÖCKER, 1974). In den letzten 100 Jahren kam
es dank der Entwicklung von Medizin und Hygiene zu einer sprung-
haften Verdoppelung des Lebensalters von ungefähr 35 auf 70 Jahre. Wie aus einer Untersuchung der Metropolitan Life Insurance
Company in New York 1975 hervorgeht, leben die Menschen heute
bereits 20 Jahre länger als zu Beginn dieses Jahrhunderts. In
West-Berlin, zum Beispiel, waren 1970 3% aller Bewohner über 70
Jahre alt (BRAMANN und HEROLD, 1970).

Folge der höheren Lebenserwartung ist eine starke prozentuale
Zunahme alter Patienten in den Krankenhäusern. BERGMANN (1970)
berichtet, daß in Linz von 1955 bis 1969 9,1% aller Anaesthesien
bei Patienten im Alter von 70 bis 100 Jahren durchgeführt worden
seien, wobei die Zahl der Greisenanaesthesien in diesem Zeitraum
kontinuierlich anstieg. So wurden 1968 92% mehr 70jährige und
sogar 322% mehr 80- bis 100jährige Patienten anaesthesiert als
1955.

Mit der zunehmenden Alterung sind zahllose medizinische und so-
ziologische Probleme aufgetaucht. Alte Patienten lassen sich
schwer von der gewohnten Umgebung trennen, die Einlieferung in
ein Krankenhaus und der eventuelle operative Eingriff bedeuten
für sie daher eine schwere physische und psychische Belastung.
Die medizinische Problematik beruht darauf, daß neben der direkten Gefährdung durch das iatrogene Geschehen eine Aggravie-
rung der bestehenden Alterskrankheiten zur Dekompensation führen kann. In den meisten Fällen ist nämlich mit einer minimalen
Kreislaufregulationsfähigkeit des Organismus, mit Hypertrophie
der Herzmuskulatur und mit einer Störung der Atemfunktion und
des Gasaustausches zu rechnen. Nieren- und Leberleistung sind
eingeschränkt. Oft bestehen ein Diabetes und eine Nebennieren-
rinden-Insuffizienz. BENKE (1970) fand bei der klinischen Untersuchung von über 70jährigen bei über 75% vier Diagnosen und
mehr und verlangt bei der für dieses Alter typischen Multi-
morbidität eine "gereihte" Mehrfachdiagnose. Aus diesen Gründen
sind Notfalloperationen mit einer außerordentlich hohen Morta-
lität belastet und sollten nur bei strenger Indikation durchgeführt werden. Sie lassen sich sicher bei Peritonitis, großen
Blutungen und perforierenden Verletzungen nicht umgehen, wobei
die verbleibende Zeit so gut wie möglich für die Vorbereitung
genutzt werden sollte. Nach SCHAUDIG (1970) hat sich gezeigt,
daß zum Beispiel die Moore Endoprothese, mit aufgeschobener

Dringlichkeit operiert, bessere Ergebnisse zeigt, als wenn man
die Operation am Unfalltag durchführt.

Biochemisch ist die Ursache des Alterns noch ungeklärt. Es gibt
Autoren, die das Phänomen intracellulär vor allem in einem Un-
vermögen des Aufrechterhaltens des richtigen Musters der Des-
oxyribonukleinsäure oder deren korrekter Resynthese suchen (ge-
netische Veränderungstheorie des Alterns) (SMITH, 1976). Andere
sehen die biologische Alterung durch extracelluläre Faktoren
ausgelöst, vor allem durch Störung der Regulationssysteme, wie
zum Beispiel der hormonellen und neuralen Steuerungsmechanismen
(FINCH, 1976).

Die medizinische Problematik bei der Behandlung des geriatrischen Patienten beruht zum großen Teil auf diesen noch weitgehend ungeklärten Grundlagen der physiologischen Alterung.
BLAND (1963) hat die Situation der heutigen Geriatrie mit der
Pädiatrie um die Jahrhundertwende verglichen. Damals haben sich
die an Pädiatrie Interessierten dagegen gewehrt, Säuglinge und
Kleinkinder als kleine Erwachsene zu betrachten. Heute weigern
sich Gerontologen, über 60jährige Patienten als ältere Erwachsene zu behandeln (DICK und DÖLP, 1974). Unbestritten bleibt daher, daß mit zunehmendem biologischem Lebensalter physiologische
und morphologische Veränderungen in Erscheinung treten, die zu
einer Herabsetzung verfügbarer Reservekapazitäten und Leistungseinschränkungen der Organe führen (AHNEFELD et al., 1970). Diese
verminderte Kompensationsbreite der Organe wirkt sich vor allem
auf Atmung, Kreislauf, Wasser- und Elektrolythaushalt und damit
auf die Nierenfunktion aus. Im allgemeinen sind die pulmonalen
altersabhängigen Veränderungen wie Zunahme des intrathoracalen
Gasvolumens und damit Ventilations-Perfusionsstörungen mit Ab-
sinken des arteriellen pO_2 (ULMER, 1974) für die Anaesthesie
nicht gravierend und sind dank der modernen Respiratortherapie
beherrschbar. Allerdings können sie postoperativ Probleme bieten. Der Elektrolyt- und Wasserhaushalt und die Nierenfunktion sind eng mit der Kreislauffunktion verbunden, die für die
anaesthesiologische Prognose der limitierende Faktor ist. Die
physiologische Kreislaufsituation des alternden Menschen ist
durch eine Erhöhung des systolischen und diastolischen Blutdruckes bei Zunahme des totalen peripheren Widerstandes (TPW)
und Reduktion des Herzzeitvolumens (HZV) und des Schlagvolumens
(SV) sowohl in Ruhe als auch unter Belastung gekennzeichnet.
Im weiteren kommt es zu einer Vergrößerung der arteriovenösen
Sauerstoffdifferenz ($AVDO_2$), einer Verringerung der venösen Reservekapazität und unter Belastung zu einer Steigerung der Herzleistung durch Erhöhung des Füllungsdruckes (STAUCH, 1974).

Neben diesen individuell stark schwankenden physiologischen Veränderungen ist in der Anaesthesie vor allem mit folgenden typischen Alterserkrankungen zu rechnen: coronare Herzkrankheit,
Hypertonie, Diabetes mellitus, Herzklappenfehler, arterielle
Verschlußkrankheiten, cerebro-vasculäre Insuffizienz. Die verschiedenen Methoden der Lokalanaesthesie sind wegen ihrer zeit-
lichen und indikationsmäßigen Beschränkung und wegen möglicher
ausgeprägter Kreislaufwirkung nur bei wenigen geriatrischen Patienten eine echte Alternative. Der überwiegende Teil wird heute

in Allgemeinanaesthesie operiert, wobei die gleichen Techniken
wie bei den übrigen Altersgruppen zum Einsatz kommen. Allerdings
findet generell Berücksichtigung, daß sich die kardiovasculären
Degenerationserscheinungen durch einen außerordentlich geringen
Anaestheticabedarf äußern, wobei selbst kleine Dosen zu größeren
hämodynamischen Veränderungen führen als weit höhere bei jüngeren
Patienten (COLE, 1970; GREGORY et al., 1969; HALDEMANN et al.,
1975; LITTLE, 1968). Für dieses Krankengut eignen sich besonders
die gut steuerbaren Inhalationsanaesthetica, gegen die aber wegen
möglicher toxischer Wirkung der Intermediär- und Endmetabolite
und wegen ihrer hämodynamischen Effekte Bedenken angemeldet werden. Es wurden daher auch i.v. Verfahren in der geriatrischen
Anaesthesie versucht, wobei das Hauptinteresse der Neuroleptanaesthesie und in der letzten Zeit den Rohypnol-Kombinations-
verfahren gehört. Die Kreislaufwirkung dieser Anaesthesieverfahren wird nicht einmal beim jungen gesunden Patienten einheitlich
beurteilt; es ist deshalb auch nicht verwunderlich, daß bei der
weniger homogenen Gruppe der alten Patienten Untersuchungsergebnisse über die Wirkung dieser Techniken auf die Hämodynamik fehlen. Anaesthesiologisch ist aber gerade hier der Kreislauf der
limitierende Faktor, und die Präferenz für das eine oder andere
Verfahren sollte sich auf die Kenntnis der Nebenwirkungen dieser
Methoden auf den Kreislauf stützen. Um Aufschluß über deren Art
und Ausmaß zu bekommen, wurde in dieser Arbeit der hämodynamische
Effekt der Inhalationsanaesthetica Halothan und Ethrane sowie der
i.v. Verfahren Standardneurolept-, Rohypnol- und Rohypnol-Fen-
tanylanaesthesie bei geriatrischen Patienten untersucht.

1.1. Beschreibung der verwendeten Anaesthetica

1.1.1. Inhalationsanaesthetica

<u>Halothan.</u> Halothan wurde zwischen 1951 und 1956 synthetisiert.
<u>RAVENTOS</u> (1956) veröffentlichte tierexperimentelle, JOHNSTONE
(1956) klinische Untersuchungen. In kürzester Zeit wurde Halothan das populärste Anaestheticum und vermochte den vorher verwendeten Äther fast völlig zu verdrängen. Die Strukturformel
von Halothan ist in Abb. 1 dargestellt.

$$\begin{array}{ccc} & \text{Cl} & \text{F} \\ & | & | \\ \text{H} - \!\!&\!\! \text{C} - \text{C} \!\!&\!\! - \text{F} \\ & | & | \\ & \text{Br} & \text{F} \end{array}$$

Abb. 1. Strukturformel von Halothan

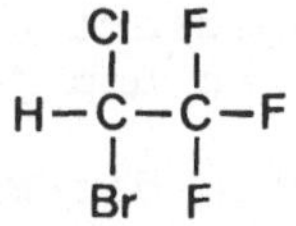

Annähernd 20% des aufgenommenen Halothans werden metabolisiert.
In den letzten Jahren wurden toxische Wirkungen der Intermediär-
und Endmetabolite vor allem auf die Leber diskutiert (CORNAY und
van DYKE, 1972). Im Gegensatz zum 1958 hergestellten Methoxyfluran (Penthran), für das die toxische Wirkung der Intermediär-
und Endmetabolite auf die Niere nachgewiesen worden ist (COUSINS
und MAZZE, 1973) bleibt die Frage der Halothan induzierten Hepatitis und der Umweltschädigung weiterhin offen.

<u>Ethrane</u>. Ethrane (Abb. 2), 1963 synthetisiert, ist erstmals von
VIRTUE et al. (1966) tierexperimentell und klinisch untersucht
worden. Seine Einführung in Europa erfolgte nach dem ersten
europäischen Symposium über moderne Anaesthetica in Hamburg
im Herbst 1973 (LAWIN und BEER, 1974). Der Vorteil gegenüber
Halothan besteht vor allem in seiner niedrigen Biotransformationsrate von ungefähr 2%.

$$\underset{\underset{\textstyle F}{|}}{\overset{\overset{\textstyle Cl}{|}}{H-C}}-\underset{\underset{\textstyle F}{|}}{\overset{\overset{\textstyle F}{|}}{C}}-O-\underset{\underset{\textstyle F}{|}}{\overset{\overset{\textstyle F}{|}}{C}}-H$$

Abb. 2. Strukturformal von Ethrane

1.1.2. Intravenöse Anaesthetica

Im Gegensatz zu den Inhalationsanaesthetica stammen die intra-
venös verwendbaren anaesthetisch wirksamen Medikamente aus ganz
verschiedenen Stoffgruppen. Bei einigen Präparaten ist die Qua-
lität der Wirkung (Sedation, Schlaf, Anaesthesie) nur eine Frage
der Applikationsform und der Dosierung. Während bei den Inhalationsanaesthetica die Tiefe der Anaesthesie jederzeit durch Re-
gulation der inspiratorischen Gaskonzentration verändert werden
kann, verschwindet die Wirkung von einmal injizierten intravenösen Anaesthetica erst durch spezifische Inaktivierungsmechanismen (Neuverteilung, Metabolismus, Ausscheidung). Für die Gruppe
der Morphine wurden in der letzten Zeit spezifische Antagonisten
entwickelt (Naloxone, Doxapramhydrochlorid), die die Opiatnarkose
ebenfalls steuerbar machten.

<u>Neuroleptanaesthesie (NLA)</u>. Die Einführung der Butyrophenone als
hochwirksame Neuroleptica und die Entdeckung potenter, kurzfri-
stig wirksamer Analgetica ermöglichten einen weiteren Schritt
in Richtung der Kombinationsnarkose. Dabei werden selektiv wirk-
same Pharmaka für Hypnose und Analgesie eingesetzt.

Eine klinisch verwendbare Methodik, welche auf obiger Medika-
mentenkombination beruht, wurde von De CASTRO und MONDELEER
(1959) entwickelt und als Neuroleptanalgesie bezeichnet. Bei
Kombination mit Lachgas (N_2O) verliert der Patient das Bewußt-
sein; dies ergibt dann die Neuroleptanaesthesie (NLA). Besonders
einige deutsche Anaesthesisten haben sich speziell für die NLA
engagiert und in dieser Methode ein Anaesthesieverfahren für
alles und jedermann gesehen (HENSCHEL, 1966).

Durch die Entwicklung von noch geeigneteren Neuroleptica und
Analgetica ist die ursprüngliche Form der NLA verschiedentlich
modifiziert worden. Bei der Standardneuroleptanaesthesie, wie
sie in dieser Untersuchung verwendet wurde, kommt Dehydrobenzperidol (DHBP) (Abb. 3) als Neurolepticum und Fentanyl (Abb. 4)
als Analgeticum zur Anwendung.

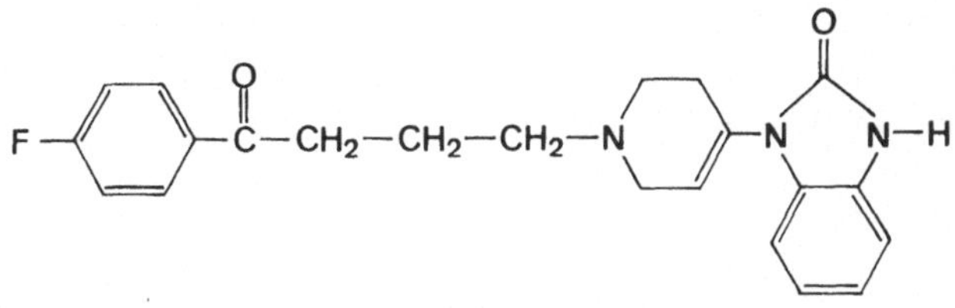

Abb. 3. Strukturformel von Dehydrobenzperidol

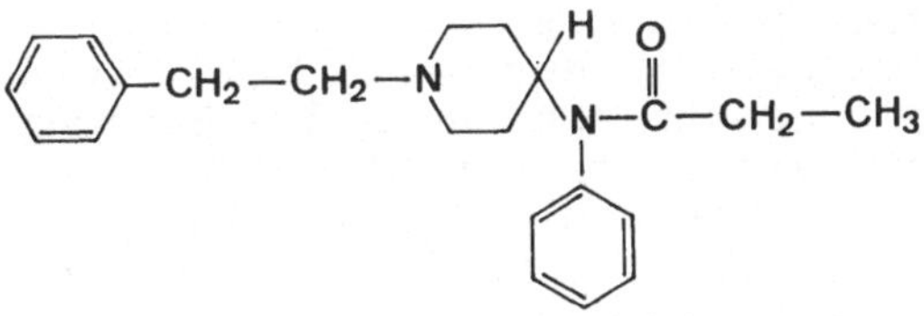

Abb. 4. Strukturformel von Fentanyl

Fentanyl ist etwa 200 mal stärker analgetisch wirksam als Morphin. Es ist ein synthetisches Pethidin-Derivat mit den für Opiate charakteristischen Nebenwirkungen.

<u>Rohypnol-/Rohypnol-Fentanyl-Anaesthesie.</u> Mehrere Präparate aus der Benzodiazepinreihe haben sich vor allem bei der präoperativen Sedierung in der Nacht vor dem Eingriff und bei der Prämedikation bewährt. Günstig ist der in geringen Dosierungen auftretende sedierende Effekt, verbunden mit einer anxiolytischen Wirkungskomponente. Wegen seiner geringen Kreislaufwirkung ist Diazepam (Valium) bei geriatrischen Patienten auch zur Einleitung einer Narkose empfohlen worden (LAEPPLE und ROTHLIN, 1970). Es kommt bei Diazepam nach einem initialen Abfall seiner Plasmakonzentration, wahrscheinlich als Folge eines enterohepatischen Zyklus, zu einem erneuten Anstieg derselben, begleitet von einem leichten Wiederauftreten einer sedativen Symptomatik. Der erneute Anstieg der Plasmakonzentration von Diazepam wird durch das gleichzeitige Auftreten von ebenfalls pharmakologisch aktiven Metaboliten verstärkt (BAIRD und HAILEY, 1972). Dieses "Rebound Phänomen" kann Stunden nach Ende einer Narkose nicht nur eine Sedation, sondern auch eine Ateminsuffizienz bewirken. Deshalb wird Valium heute kaum noch zur Narkose verwendet. Mit Flunitrazepam (Rohypnol, Hoffmann-La Roche) (Abb. 5) ist ein neues Benzodiazepinderivat geschaffen worden, das seit 1974 klinisch auf seine Anwendbarkeit in der Anaesthesie untersucht wird (HÜGIN et al., 1976). Rohypnol bewirkt im Vergleich zu Valium einen besseren Sedationseffekt und schafft zudem eine günstige euphorische Grundstimmung mit antero- und retrograder Amnesie bei erhaltener Kooperabilität.

Praktisch alle heute verwendeten Anaesthesieverfahren benutzen den analgetischen Effekt des Lachgases (N_2O). N_2O ist ein schwaches Anaestheticum mit außerordentlich wenig Nebenwirkungen auf

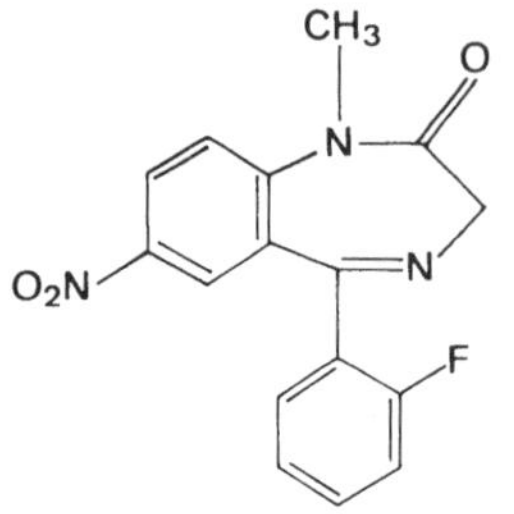

Abb. 5. Strukturformel von Rohypnol

Atmung und Kreislauf. Dank seiner kann die Konzentration anderer
bedeutend toxischerer Inhalationsanaesthetica maßgeblich vermindert werden. Nur durch N_2O wird die Neuroleptanalgesie zur Neuroleptanaesthesie. Auch die Benzodiazepinderivate benötigen den
potenzierenden Effekt des N_2O, wobei sich aber gezeigt hat, daß
bei Rohypnol mit N_2O allein im allgemeinen keine genügende Narkosetiefe erreicht wird. Rohypnol wurde daher mit kleinen Dosen
Fentanyl kombiniert.

1.1.3. Zusammenfassung

Von Jahr zu Jahr nimmt in den Krankenhäusern die Zahl der über
70jährigen, die sich einer Operation unterziehen müssen, zu.
Zwar ist biochemisch die Ursache des Alterns noch ungeklärt,
die altersbedingten physiologischen und morphologischen Veränderungen, die zu einer Herabsetzung verfügbarer Reservekapazitäten und Leistungseinschränkungen der Organe führen, sind aber
vor allem in Bezug auf den Kreislauf bekannt. Die kardiovasculä-
re Alterssymptomatik äußert sich dabei in der Anaesthesie vor
allem durch einen geringen Anaestheticabedarf, wobei selbst kleine Dosen zu größeren hämodynamischen Veränderungen führen als
weit größere bei jungen Patienten. Ohne die Ursache und das genaue Ausmaß dieser Empfindlichkeit auf Anaesthetica zu kennen,
behilft sich der Anaesthesist mit erprobten Anaesthesieverfahren.
Dabei ist es allgemein üblich, eine oberflächliche Narkose anzu-
streben, um den negativen Effekt der Anaesthetica auf den Kreislauf möglichst gering zu halten; die durch die Anaesthetica in-
duzierte Kreislaufdepression ist nämlich für die anaesthesiologische Prognose von entscheidender Bedeutung.

Das weitverbreitete Inhalationsanaestheticum Halothan und das
neuere Ethrane gehören zu den best steuerbaren Anaesthesieverfahren und haben ihren festen Platz in der anaesthesiologischen
Praxis. Obschon Neurolept-, Opiat- und Benzodiazepinanaesthe-
sien schlechter steuerbar sind, werden sie wegen ihrer geringen
Wirkung auf den Kreislauf auch für geriatrische Patienten empfoh-
len, wobei aber ihr hämodynamischer Effekt bei diesem Krankengut
bisher nur unzureichend untersucht worden ist.

Es erstaunt nicht, daß sich viele klinische und tierexperimen-
telle Untersuchungen mit dem Kreislaufeffekt der Anaesthetica
befassen. Überraschend ist aber, daß quantitativ vergleichende
Studien selbst an jungen Patienten fehlen, und tierexperimen-

telle Arbeiten wegen gravierender methodischer Unterschiede zu
differierenden Ergebnissen kommen.

Für die Erfassung der hämodynamischen Wirkung von Anaesthetica
bei geriatrischen Patienten bleibt praktisch nur die quantitativ vergleichende klinische Untersuchung. Ziel der vorliegenden
Arbeit war daher die Prüfung der modernen Anaesthetica unter
standardisierten und möglichst praxisnahen Versuchsbedingungen.

2. Fragestellung

Es ist allgemein bekannt, daß alte Patienten ein erhöhtes Narkoserisiko haben. Bei dieser Patientengruppe setzt die Anaesthesie die auch bei anderen Altersklassen gebräuchlichen Techniken ein, alle Vorsichtsmaßnahmen müssen aber verdoppelt werden. Das Ausmaß des Kreislaufeffektes dieser Anaesthesiemethoden ist bei geriatrischen Patienten nur ungenügend untersucht. Wir haben daher die hämodynamische Wirkung von Halothan, Ethrane, NLA und Rohypnol-Fentanyl jeweils kombiniert mit N_2O bei diesem Krankengut unter standardisierten und möglichst praxisnahen Versuchsbedingungen gemessen, um die Technik mit minimalsten Kreislaufwirkungen zu finden.

Die besondere Empfindlichkeit des geriatrischen Patienten auf Anaesthetica ist zwar oft beschrieben worden, doch fehlen genaue Angaben über den jeweiligen Anaestheticabedarf. Es wurde daher bei einer definierten Narkosetiefe das Ausmaß der Kreislaufdepression von Ethrane bei alten Patienten mit derjenigen bei jungen gesunden Patienten verglichen.

Die Ursache des geringen Anaestheticabedarfs des geriatrischen Patienten ist noch weitgehend ungeklärt. Von großer Bedeutung erscheint in diesem Zusammenhang die Beobachtung, daß geriatrische Patienten mit normaler körperlicher Aktivität ein normales Blutvolumen aufweisen, das sich aber bei Bettlägerigkeit bedeutend schneller als bei jungen Patienten reduziert (CHOBANIAN et al., 1974; KIRCHNER, 1970). Da ein Großteil der alten Patienten vor einer Operation gezwungenermaßen eine kürzere oder längere Immobilisation in Kauf nehmen muß, ist häufig mit einem Blutvolumendefizit zu rechnen. Trotzdem gibt es weiterhin Stimmen, die bei alten Patienten eine prä-, intra- und postoperative Einschränkung der Flüssigkeitszufuhr aus kardialen Ursachen empfehlen (AHNEFELD et al., 1970), was aus obigen Gründen nicht zweckmäßig erscheint.

Diese Meinungsverschiedenheit über die geeignete Technik bei dem Krankengut zeigt eine Diskrepanz zur anderen extremen Altersklasse, nämlich zur Anaesthesie in der Pädiatrie, wo die Problematik in extenso studiert worden ist, und die Untersuchungsergebnisse seit Jahren Eingang in die anaesthesiologische Praxis gefunden haben. Gerade beim Studium des geriatrischen Patienten bestätigt sich der Satz von HUTSCHENREUTER et al. (1970), daß sich zweifellos die bei Anaesthesien an Kleinkindern oder alten Menschen gewonnenen Erfahrungen, Erkenntnisse und Beobachtungen auch auf die Entwicklung der Anaesthesie mittlerer Altersstufen nur günstig auswirken. Denn dieses Krankengut mit seiner speziellen Empfindlichkeit ist besonders geeignet, die Kreislaufwirkung verschiedener Anaesthesieverfahren deutlich zum Ausdruck zu bringen.

Zudem sind wir der Meinung, daß die recht homogene Gruppe der Alterspatienten als Modell für die sonst so uneinheitliche Gruppe der "poor-risk"-Patienten gelten kann. Auch dies war ein Grund, bei diesem Krankengut eine Reihe von Anaesthesietechniken auf ihre hämodynamische Wirkung zu untersuchen, mit den Resultaten an jungen Patienten zu vergleichen, den Ursachen der Empfindlichkeit und den Behandlungsmöglichkeiten nachzugehen.

3. Methodik der eigenen Untersuchungen

Die Untersuchung über die hämodynamische Wirkung verschiedener
Anaesthesieverfahren wurde an Patienten im Alter von 65 bis 95
Jahren durchgeführt, die zur Vornahme von chirurgischen Eingriffen narkotisiert und intubiert werden mußten. In den meisten
Fällen handelte es sich um orthopädische Operationen (Thompson-
Prothese, Marknagelung nach KÜNTSCHER). Die ausgewählten Patienten wiesen kardiovasculär nicht mehr als altersentsprechende
degenerative Veränderungen auf. Patienten mit manifester Herz-
insuffizienz, Coronarsklerose, Hypertonie und Niereninsuffizienz,
schwerer Anämie und Elektrolytstörungen sind von der Untersuchung
ausgeschlossen worden. Alle wurden präoperativ digitalisiert. Die
Prämedikation bestand aus 25 mg Pethidin und 0,25 - 0,5 mg Atropin i.m. 30 bis 30 min vor Narkosebeginn.

Als Vergleichsgruppe zur Erfassung des altersabhängigen Bedarfs
an Anaesthetica und zur Darstellung des unterschiedlichen hämodynamischen Effektes dienten junge Patienten im Alter von 20 bis
40 Jahren, die sich einem geringfügigen chirurgischen Eingriff
ohne Blutverlust zu unterziehen hatten.

In einem Vorbereitungsraum erhielten die Patienten einen zentralen Katheter über die V. basilica oder bei klinischer Indikation
über die V. subclavia. Ferner wurde entweder eine kurze Kunst-
stoffkanüle in die A. radialis oder ein Seldingcat in die A. femoralis eingeführt. Falls die arterielle Punktion klinisch nicht
indiziert war, erfolgte die Blutdruckmessung mit Hilfe der Ar-
teriensonde 1217 (Hoffmann-La Roche, Basel/Schweiz). Arterieller
und zentralvenöser Druck wurden mit Statham Elementen Pb 24 zusammen mit EKG, Ohrpuls und Herzfrequenz auf einem Offner-Dyno-
graphen registriert. Beim nicht-invasiven Verfahren erfolgte
die Blutdruckmessung intermittierend. Zur Bestimmung des Herzzeitvolumens diente die Indikatorverdünnungsmethode nach Stewart-
Hamilton, nach der durch ROTHLIN (1971) an unserer Klinik einge-
führten Modifikation. Genau 1 ml der Farbstofflösung (Indocyanin-
grün) wurde mittels einer Tuberkulin-Spritze zu 3 ml Patienten-
blut in eine Spritze gegeben und durchmischt. Die 4 ml Blut-Farb-
stoffmischung applizierte man über einen Dreiweghahn durch den
zentralen Venenkatheter und spülte unmittelbar danach mit 5 ml
physiologischer Kochsalzlösung. Der Blutabzug erfolgte aus der
Kanüle in der A. radialis oder aus dem Katheter der A. femoralis
mit einer Havard-Präzisionspumpe, wobei die Aspirationsgeschwin-
digkeit 15,4 ml/min betrug. Die Farbstoffkonzentration wurde mit
einem Waters Densitometer (D 400) mit Durchflußkuvette (XC 302)
oder beim unblutigen Vorgehen mit einem Ohrdensitometer (XE-302)
der gleichen Firma bestimmt. Die Konzentrationskurven registrierte

man mit einem Varian-Schreiber. Zur groben Abschätzung der absoluten Werte des Herzzeitvolumens verglich man die an Patienten ermittelten Konzentrationskurven mit Standard-Nebenschlüssen nach SPARLING et al. (1960). Bei Verwendung des Ohrdensitometers wurden die Konzentrationskurven mit Hilfe eines Ohrmodells (NODER und THÜRMANN, 1962) und Patienteneigenblut geeicht. Alle in dieser Arbeit angegebenen Resultate sind relative, auf die Kontrollmessungen vor Beginn der Narkose bezogene Werte. Diese Ausgangswerte ergaben sich aus Doppelbestimmungen am wachen prämedizierten Patienten, nachdem er sich nach Venen- und etwaiger arterieller Punktion beruhigt und Herzfrequenz und arterieller Druck einen "steady state" erreicht hatten. Nur um die Kreislaufwirkung der verwendeten Prämedikation (1/2 - 1 mg/kg Pethidin + 0,01 mg/kg Atropin) zu untersuchen, wurden bei einer Gruppe junger Patienten die Kontrollwerte vor der Prämedikation erhoben, ohne daß sie in der vorherigen Nacht Sedativa oder Hypnotica erhalten hatten. Da beim neueren Rohypnol-verfahren Rohypnol sowohl zur Prämedikation als auch zur Anaesthesie verwendet wird, wurde sein hämodynamischer Effekt nach intramusculärer Verabreichung von 2 mg zusammen mit 0,01 mg/kg Atropin mit dem sonst als Prämedikation verwendeten Pethidin-Atropin verglichen (Abb. 6 und 7).

Die Planimetrierung der Farbstoffkonzentrationszeitkurven erfolgte nach der vereinfachten Methode von SLAMA und PIIPER (1964) sowie ROTHLIN (1971). Aus der Farbstoffkurve wurde auch die Konzentrationszeit (KZ), d. h. das Intervall vom Zeitpunkt der Farbstoffinjektion bis zum Maximum der Farbstoffkonzentration abgelesen. Die Kreislaufzeit sowie auch Teilstreckenzeiten, im Falle des Ohrdensitometers also die Arm-Ohr-Zeit, sind umgekehrt proportional zum Herzzeitvolumen (HEGGLIN und RUTISHAUSER, 1961). Für Konzentrationszeiten als Teilstreckenzeiten gilt somit bei gepaarten Messungen am gleichen Patienten mit gleichem Blutvolumen und genau gleichliegenden Kathetern

$$\frac{HZV_1}{HZV_2} = \frac{KZ_2}{KZ_1} \qquad (1)$$

und daraus

$$\frac{HZV_1 \times KZ_1}{HZV_2 \times KZ_2} = 1 \qquad (2)$$

Die Berechnung dieses zweiten Quotienten gestattet bei gepaarten Messungen eine gewisse Kontrolle der HZV-Resultate auf grob methodische Fehlerquellen. Es wurden deshalb bei der Auswertung nur Untersuchungen berücksichtigt, bei welchen dieser Quotient zwischen 0,9 und 1,1 lag.

Nach Bestimmung der Kontrollwerte erfolgte die Narkoseeinleitung: bei den Inhalationsanaesthetica mit fraktioniert verabreichtem

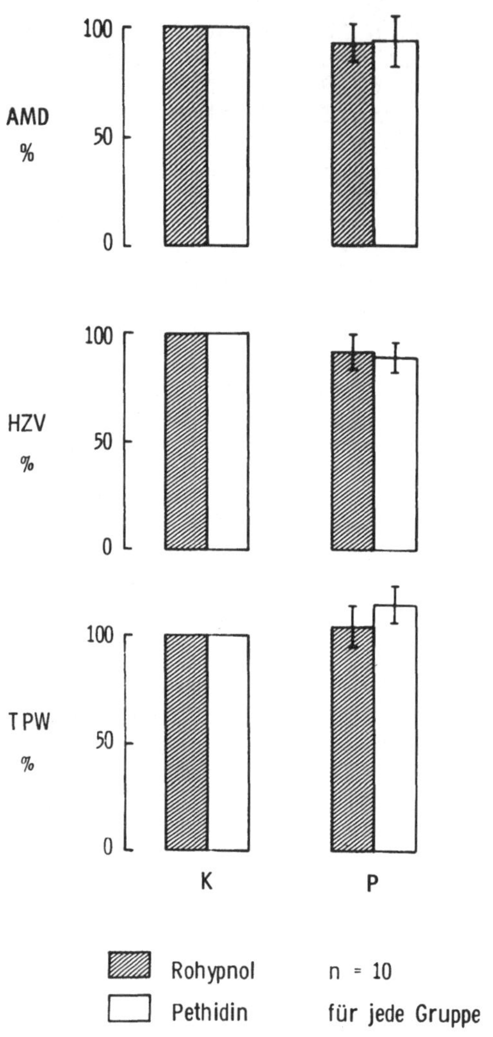

Abb. 6. Vergleich der Kreis-
laufwirkung von 2 mg Rohypnol
und 1 mg Pethidin/kg i.m.
AMD   arterieller Mitteldruck
HZV   Herzzeitvolumen
TPW   Totaler peripherer
*   Widerstand*
K   Kontrollmessung am
*   wachen Patienten*
P   30 - 45 min nach der
*   Prämedikation*
Mittelwerte ± Standardfehler
des Mittelwertes (SEM)

Thiopental (Pentothal), bei der NLA mit 10 - 12,5 mg DHBP und
0,2 - 0,3 mg Fentanyl und bei der Rohypnol/Fentanyl-Anaesthesie
mit 2 mg Rohypnol und 0,1 - 0,2 mg Fentanyl, anschließend die
Intubation mit Hilfe von 1 mg/kg KG Succinylcholin (Celocurin)
und die Langzeitrelaxation mit 0,05 mg/kg KG Pancuronium (Pavu-
lon). Die Patienten wurden mit einem Engström-Respirator in
einem Nichtrückatmungssystem mit einem Lachgas-Sauerstoffge-
misch von 1 : 1 normoventiliert, wobei die Sauerstoffkonzentra-
tion mit dem Ohio-O_2-Monitor 200 (Laubscher und Co. AG, Basel)
gemessen wurde. Die Beatmung wurde blutgasanalytisch mit einem
Gas-Check-AVL (HALDEMANN und SCHAER, 1971) kontrolliert.

Bei allen nach dem Nomogramm von ENGSTRÖM und HERZOG (1959) ven-
tilierten Patienten betrug das arterielle pCO_2 zwischen 35 und
42 mm Hg, die arterielle O_2-Sättigung, bestimmt mit dem Ameri-
can Opical Oxymeter, lag immer über 92%.

Alle Anaesthetica wurden nach der pharmakologischen Grundregel,
daß Nebenwirkungen von Medikamenten bei äquipotenter Dosierung

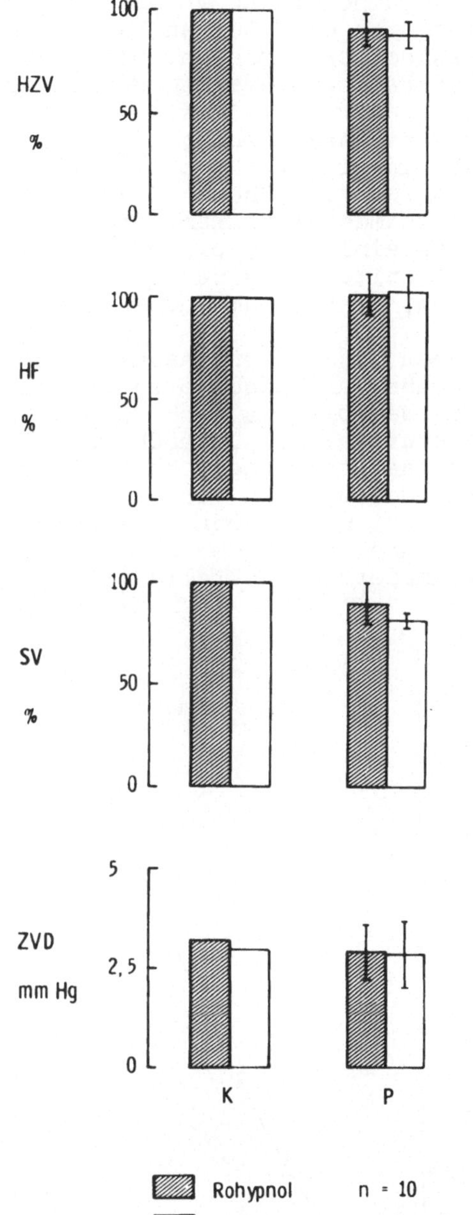

*Abb. 7. Vergleich der Kreis-
laufwirkung von 2 mg Rohypnol
und 1 mg Pethidin/kg i.m. als
Prämedikationsmittel
HF   Herzfrequenz
SV   Schlagvolumen
ZVD zentraler Venendruck
Im weiteren gleiche Symbole
wie in Abb. 6*

bezüglich der Hauptwirkung beurteilt werden sollten, eingesetzt.
Für Inhalationsanaesthetica hat sich die "Minimale Alveoläre
Konzentration" = MAC (SAIDMANN et al., 1967) als äquianaesthetischer Standardwert bewährt. Es ist dies die alveoläre Konzentration eines Inhalationsanaestheticums, bei welcher die Hälfte
der Patienten auf einen standardisierten chirurgischen Reiz
reagiert. Im Falle der intravenösen Anaesthetica können
ähnliche äquianaesthetische Dosierungen definiert werden,

14

und auch bei ihnen wurde ihre Nebenwirkung auf den Kreislauf
bei gleich definierten Narkosetiefen wie bei den Inhalationsanaesthetica gemessen. Dies war vor allem der Grund dafür, die
hämodynamische Wirkung der untersuchten Anaesthetica nicht nur
präoperativ in Narkose, sondern auch intraoperativ zu erfassen.
Die Versuchsanordnung berücksichtigt, daß sich jede Narkose klinisch in eine recht kurze präoperative und in eine viel längere
intraoperative Phase gliedert. Die relativen Veränderungen der
hämodynamischen Parameter sind daher sowohl 15 - 20 min nach
Narkoseeinleitung präoperativ (A) als auch 10 - 15 min nach dem
Hautschnitt intraoperativ (OP) bestimmt und mit den Ausgangs-
werten, erhoben am wachen Patienten, verglichen worden.

Bei den Inhalationsanaesthetica wurde die alveoläre Konzentration über die endexspiratorische Analyse der Atemluft mit Hilfe
eines Narkometers nach VONDERSCHMITT (Firma Hartmann und Braun,
Frankfurt a. M., Deutschland) gemessen, oder die Inhalationsanaesthetica wurden über kalibrierte Verdampfer verabreicht,
deren Genauigkeit vorgängig durch das genannte Narkometer kontrolliert worden war. Wie notwendig eine solche Überprüfung ist,
zeigt Abb. 8, in der die Leistung von zwei verwendeten Ethran-
Verdampfern dargestellt ist.

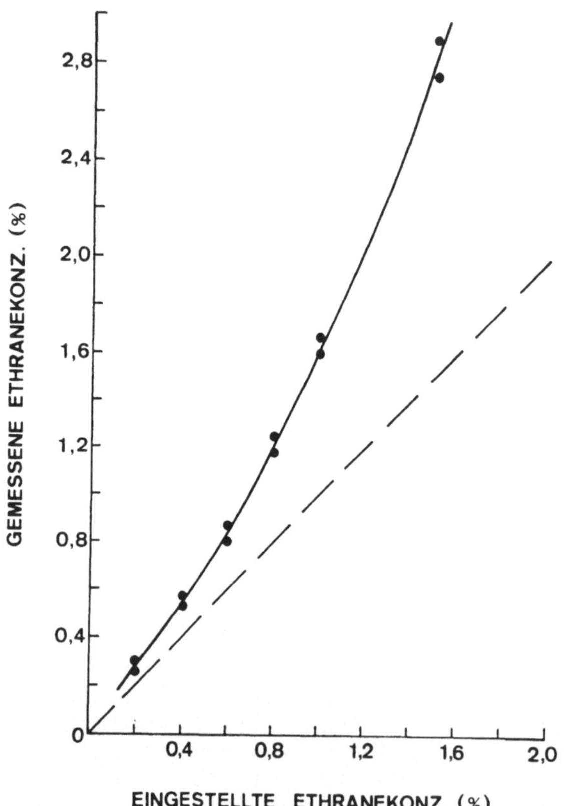

*Abb. 8. Verdampfungsleistung des Ethrane-Verdampfers (Cyprane),
Trägergas O_2 oder N_2O/O_2 1 : 1, 4 - 10 l/min*

Als Trägergas dient reiner Sauerstoff oder N_2O/O_2 im Verhältnis
1 : 1 bei einem Fluß von 4 - 10 l/min. Aus der Abbildung ist ersichtlich, daß nur bis zu einer Einstellung von 0,6 Vol% die Ka-
librierung einigermaßen zuverlässig ist. Darüber, und vor allem
für den am meisten verwendeten Konzentrationsbereich von 1 - 2%,
werden zunehmend höhere Konzentrationen geliefert. In dem von
uns überprüften Bereich bestand keine Flußabhängigkeit.

Um die Wirkung einer unmittelbar pränarkotischen Volumensubstitution auf den kreislaufdepressorischen Effekt bei diesem Krankengut nachzuprüfen, erhielt bei Ethrane die eine Gruppe innert
20 min 15 ml/kg KG einer 1,8%igen Dextran 70-Lösung in Ringerlactat (Serodextran, Vifor SA, Genf/Schweiz), die Kontrollgruppe dagegen, wie bei der Methodik üblich, während der ganzen Ver-
suchsdauer nur die zum Offenhalten der i.v.-Katheter notwendige
Menge einer Mischlösung.

Dies ergab 62 Untersuchungen, die zur statistischen Auswertung
gelangten. Die Gesamtzahl der untersuchten Patienten war allerdings größer, da wegen der früher erwähnten Überprüfung der HZV-
Bestimmung einige Versuche eliminiert werden mußten. Die Resultate wurden als Mittelwerte $\pm$ Standardfehler des Mittelwertes
(SEM) angegeben. Zur Prüfung der Signifikanz von Unterschieden
zwischen den Gruppen diente eine einfache Streuungszerlegung
(SNEDECOR, 1956). Die Berechnung führte man mit einer program-
mierbaren Rechenmaschine (Olivetti Programma 101) durch.

4. RESULTATE

Eine Übersicht über Alter und Ausgangswerte von AMD, HF und ZVD
der verschiedenen Patientengruppen zeigt Tabelle 1.

Tabelle 1. Übersicht über Alter und Ausgangswerte von AMD, HF und ZVD der
verschiedenen Patientengruppen. [a]Kein signifikanter Unterschied zwischen
diesen Gruppen

	n	Alter	Arterieller Mitteldruck (mm Hg)	Herzfrequenz (Schläge/min)	Zentraler Venendruck cm H_2O
Ethrane			alt		
ohne Volumen	7	65 - 80	107 ± 15[a]	97 ± 25[a]	5 ± 4[a]
mit Volumen	7	67 - 93	106 ± 7[a]	95 ± 11[a]	4 ± 4[a]
Halothan	7	69 - 90	96 ± 22[a]	86 ± 23[a]	1 ± 3[a]
NLA	7	73 - 80	96 ± 18[a]	90 ± 7[a]	2 ± 4[a]
Rohypnol	9	68 - 95	88 ± 15[a]	82 ± 10[a]	1 ± 3[a]
			jung		
Ethrane	15	20 - 40	85 ± 12[a]	79 ± 16[a]	6 ± 2[a]
Rohypnol	10	20 - 40	86 ± 12[a]	78 ± 14[a]	3 ± 2[a]

Ausgangswerte: Mittelwerte ± Standardabweichungen

Die durch die Anaesthetica induzierten Veränderungen der hämodynamischen Parameter sind, wie in der Methodik angeführt, als
relative Werte in bezug auf die Ausgangswerte (K) angegeben,
bestimmt am wachen, prämedizierten Patienten.

4.1. Kreislaufwirkung der Inhalationsanaesthetica und der NLA beim geriatrischen Patienten

In den Abb. 9 - 13 ist der Kreislaufeffekt einer Halothan-,
Ethrane- und Neuroleptanaesthesie bei geriatrischen Patienten
dargestellt. Die Minderung des HZV ist in Narkose bei Ethran
mit 37 ± 5% am größten (p < 0,05), während bei der NLA die

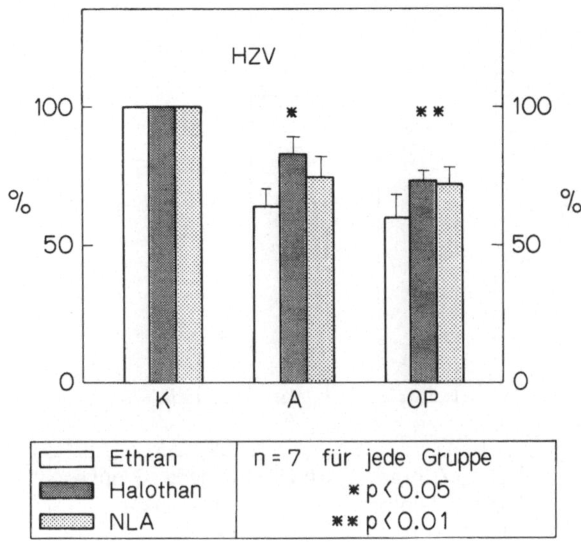

*Abb. 9. Relative Veränderungen des Herzzeitvolumens in Ethrane-
und Halothannarkose und NLA bei geriatrischen Patienten
HZV   Herzzeitvolumen
K   Kontrollmessung am wachen Patienten
A   Präoperative Messung (15 - 20 min nach Anaesthesie-Ein-
      leitung)
OP   Intraoperative Messung
Mittelwerte ± Standardfehler des Mittelwertes (SEM)*

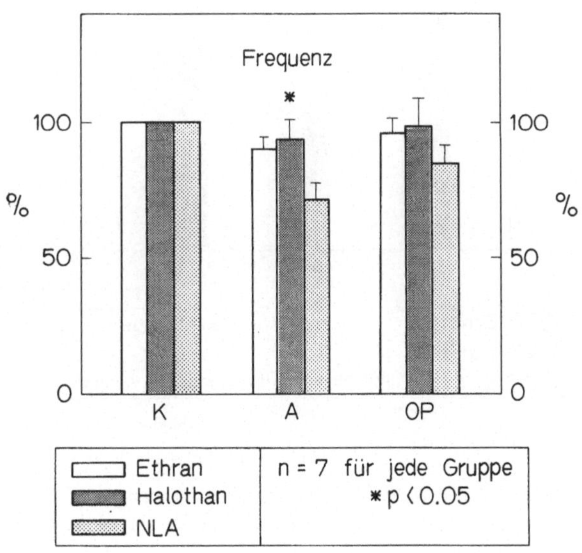

*Abb. 10. Relative Veränderungen der Herzfrequenz. Gleiche Sym-
bole wie Abb. 9*

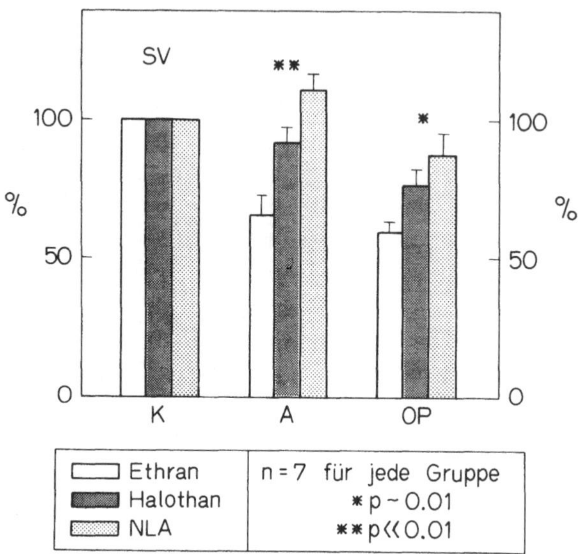

Abb. 11. Relative Veränderungen des Schlagvolumens; SV Schlag-volumen; gleiche Symbole wie Abb. 9

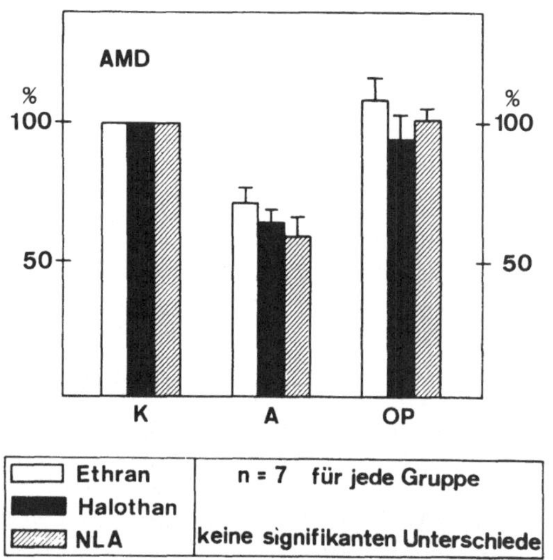

Abb. 12. Relative Veränderungen des arteriellen Mitteldruckes. AMD arterieller Mitteldruck; gleiche Symbole wie Abb. 9

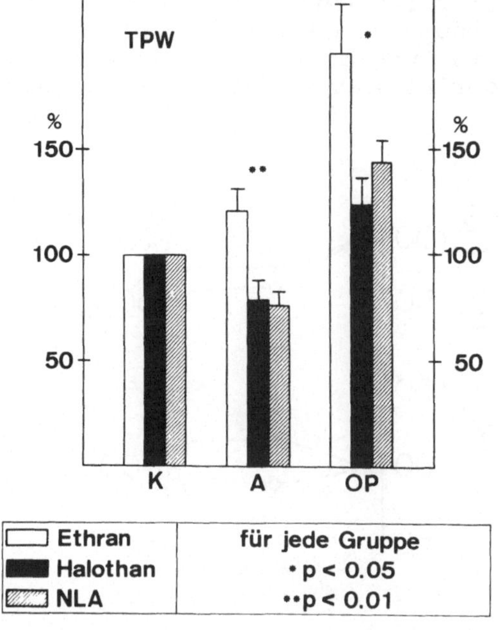

Abb. 13. Relative Veränderungen des totalen peripheren Widerstandes. TPW totaler peripherer Widerstand; gleiche Symbole wie Abb. 9

Reduktion 23 $\pm$ 6% und bei Halothan 18 $\pm$ 5% beträgt. Die Herzfrequenz liegt in dieser Phase bei der NLA signifikant niedriger als bei den anderen Verfahren. Während der Operation gleichen sich diese Unterschiede als Folge eines größeren Frequenzanstieges in NLA teilweise aus. Beachtenswert erscheint aber bei der Messung A die Zunahme des SV während einer NLA auf 111 $\pm$ 6% im Gegensatz zum Abfall des betreffenden Parameters bei Halothan auf 92 $\pm$ 5% und bei Ethrane auf 65 $\pm$ 7%. Das oben erwähnte unterschiedliche Frequenzverhalten verringert die Unterschiede im SV während der Operation. Alle drei Anaesthesieverfahren führen in Narkose ohne Operation zu einer beträchtlichen Abnahme des AMD, wobei bei Ethrane der Abfall am geringsten ausfällt, da der TPW um 21% $\pm$ 8% in dieser Phase zunimmt, während er bei Halothan und NLA absinkt. Intraoperativ kommt es bei den drei Techniken durch eine Zunahme des TPW bei praktisch unveränderter Reduktion des HZV zu einem Anstieg des AMD auf die Ausgangswerte.

4.2. Kreislaufwirkung von Ethrane bei alten und jungen Patienten

Bei diesen Untersuchungen überrascht die starke Reduktion des HZV durch das Inhalationsanaestheticum Ethrane. Wegen des ausgeprägten Kreislaufeffektes beim alten Patienten drängte sich

hier ein Vergleich mit der hämodynamischen Wirkung bei einer
Gruppe junger Patienten auf. Aus Abb. 14 ist diese Gegenüber-
stellung ersichtlich. Die Reduktion des HZV ist mit 37 $\pm$ 5% bei
geriatrischen Patienten bedeutend ausgeprägter als bei jungen,
die einen Abfall um 28 $\pm$ 4% zeigen.

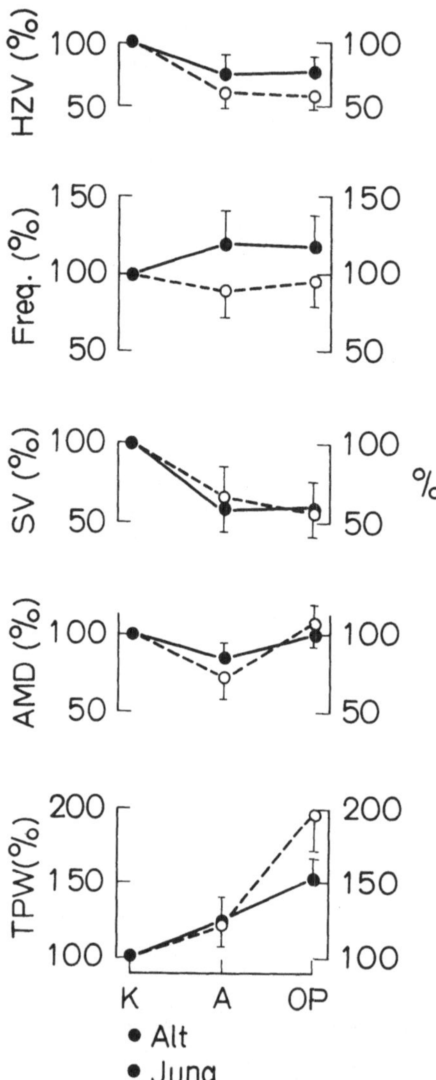

Abb. 14. Wirkung von Ethrane auf
Kreislaufparameter bei alten und
jungen Patienten. Gleiche Symbole
wie Abb. 9 - 13

Wie aus den Abb. 15 und 16 hervorgeht, fällt bei jungen Patienten das HZV in Narkose um 28 $\pm$ 4% und das SV um 39 $\pm$ 3%, während der TPW um 24 $\pm$ 9% und die HF um 21 $\pm$ 5% zunehmen. Nach
Operationsbeginn bleiben HZV, SV und HF weitgehend unverändert,
doch steigt der AMD ausschließlich als Folge einer weiteren Zunahme des TPW auf den Ausgangswert an. Der ZVD nimmt im Verlauf
der Ethranenarkose geringfügig (2 - 3 cm) zu (Abb. 16).

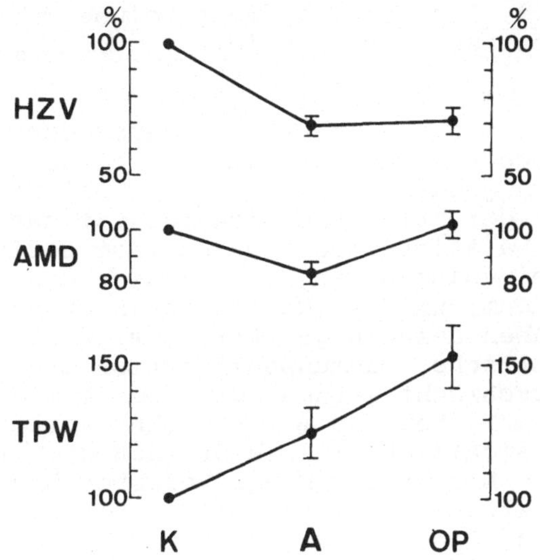

Abb. 15. Relative Veränderungen von HZV, AMD und TPW in Ethrane-
Narkose (endexspiratorische Konzentration 1,5 Vol%) bei jungen
Patienten. n = 15; gleiche Symbole wie Abb. 9 - 13

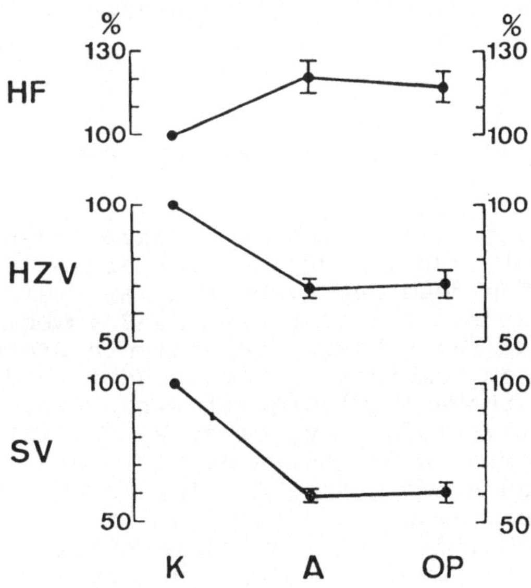

Abb. 16. Relative Veränderungen von HF, HZV und SV in Ethrane-
Narkose bei jungen Patienten. n = 15; gleiche Symbole wie
Abb. 9 - 13

4.3. Die Wirkung einer Volumenrestitution auf den kreislaufdepressorischen Effekt von Ethrane bei geriatrischen Patienten

Wegen der ausgeprägten kardiodepressiven Wirkung von Ethrane ist auch von anderen Autoren vor dessen Anwendung bei alten Patienten gewarnt worden (MORR-STRATHMANN et al., 1975; TARNOW, 1974). Da der erfahrene Anaesthesist auf kritische Blutdruckabfälle bei Inhalationsanaesthesien fast reflexartig mit schneller Zufuhr von Volumen reagiert, schien uns Ethrane das geeignete Anaestheticum, um die theoretischen Grundlagen dafür zu untersuchen. Wir haben deshalb geprüft, inwieweit durch eine unmittelbar pränarkotische Volumensubstitution die Kreislaufwirkung von Ethrane abgeschwächt werden kann. Der hämodynamische Effekt einer Ethrane-N_2O/O_2-Narkose mit und ohne vorherige Volumengabe ist aus Abb.17 ersichtlich. Sie zeigt, daß die kreislaufdepressorische Wirkung von Ethrane durch die Verabreichung von 15 ml/kg KG einer 1,8%igen Dextran-70-Lösung in Ringerlactat (Serodextran, Vifor, S. A., Genf/Schweiz) deutlich abgeschwächt wird, obwohl die Abnahme des AMD präoperativ bei der volumensubstituierten Gruppe mit 16 + 3% im Vergleich zu 25 + 7% bei den Patienten, die kein Volumen erhielten, nicht signifikant verschieden ist. Dagegen bleibt das HZV mit -3 + 9% und das SV mit +1 + 11% bei Volumengabe in dieser Phase praktisch unverändert gegenüber einem Abfall um 37 + 5% und 35 + 7% ohne Volumengabe. Der TPW sinkt nach Volumen um 10 + 12%, während er bei der Kontrollgruppe um 20 + 8% zunimmt. Der Unterschied im Verhalten des HZV ist hochsignifikant mit einem p < 0,01 während das SV ein p < 0,05 aufweist. Die Hauptveränderung bei den nicht volumenbehandelten Patienten nach Operationsbeginn ist eine weitere Zunahme des TPW von 120 + 8% auf 193 + 20% des Ausgangswertes bei unverändert reduziertem HZV und SV.

4.4. Die Kreislaufwirkung von Rohypnol bei jungen Patienten

Seit kurzem steht das Benzodiazepinderivat Flunitrazepam (Rohypnol) zur Verfügung. Dies ergibt eine weitere Möglichkeit für eine neue intravenöse Anaesthesietechnik. Der NLA und Rohypnol-Narkose ist gemeinsam, daß sowohl zur Prämedikation als auch zur Anaesthesie die gleichen Drogen beziehungsweise die gleichen Kombinationen verwendet werden und die Anaesthesie mit Lachgas (N_2O) ergänzt wird. Aus den Abb. 18 und 19 geht die Kreislaufwirkung einer Prämedikation mit Rohypnol bei jungen gesunden Patienten hervor. Nach der Prämedikation mit Rohypnol und Atropin fiel der inkonstante Sedierungseffekt von Rohypnol auf. Einzelne Patienten schliefen tief, andere waren munter, wobei der Drang zur Kommunikation mit verwaschener Sprache auffiel. Zu diesem Zeitpunkt ist die Kreislaufsituation charakterisiert durch einen Abfall des AMD um 7 + 4% und des HZV um 9 + 8%. TPW, HF und ZVD zeigen keine Veränderungen, womit das SV in der gleichen Größenordnung wie das HZV abnimmt. Wie bei der Prämedikation war auch bei der i.v. Applikation von 2 mg Rohypnol die psychische Reaktion unterschiedlich. Ein Patient

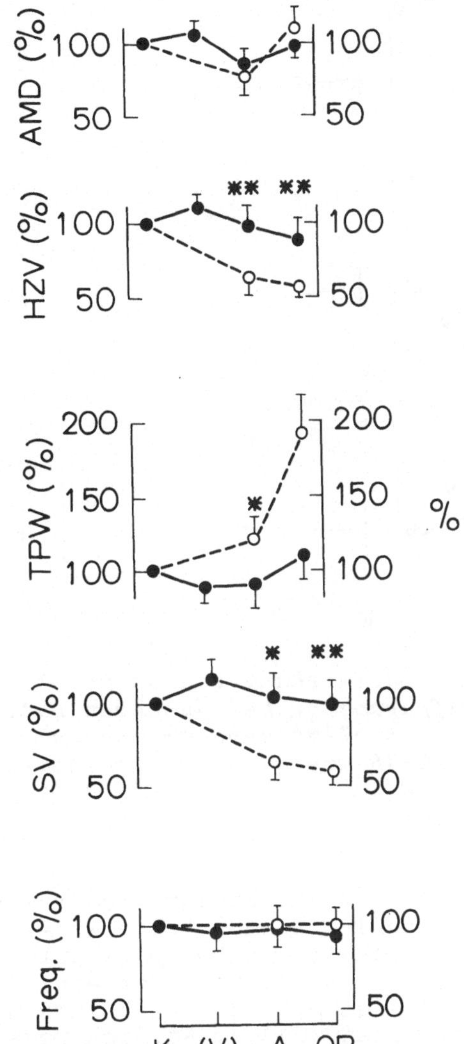

Abb. 17. Auswirkung einer Volumensubstitution auf den kreislaufdepressorischen Effekt von Ethrane bei geriatrischem Krankengut.
V   Kreislaufwirkung von 15 ml/ kg KG 1,8% Dextran-Ringerlactat
⊢——⊣   mit präoperativer Volumengabe   n = 7 für jede Gruppe
*|---| ohne Volumengabe   *p ≤ 0,05*
***p ≤ 0,01*

schlief sofort ein, bei anderen kam es nie zum Erlöschen der
Lidreflexe, und die ungenügende hypnotische Wirkung machte
höhere Dosen von Muskelrelaxantien notwendig, um die Intubation zu ermöglichen.

Die Abb. 20 und 21 zeigen die hämodynamischen Veränderungen
nach der Einleitung und während der Narkose mit Rohypnol, bezogen auf die Meßresultate nach der Prämedikation. Im Anschluß
an die i.v. Applikation von 2 mg Rohypnol nimmt bei weiterhin
unverändertem TPW das HZV lediglich um weitere 6 ± 14%, der AMD
um 6 ± 6% ab. Es kommt zu einem angedeuteten Anstieg der HF von
77/min auf 80/min und zu einem Abfall des SV auf 88%. Nach Relaxierung mit 0,08 mg/kg KG Pancuroniumbromid, intratrachealer
Intubation und Beatmung mit dem N_2O/O_2-Gemisch nimmt die HV von
77/min auf 93/min zu (p < 0,05), während das SV auf 73 ± 11% ab-

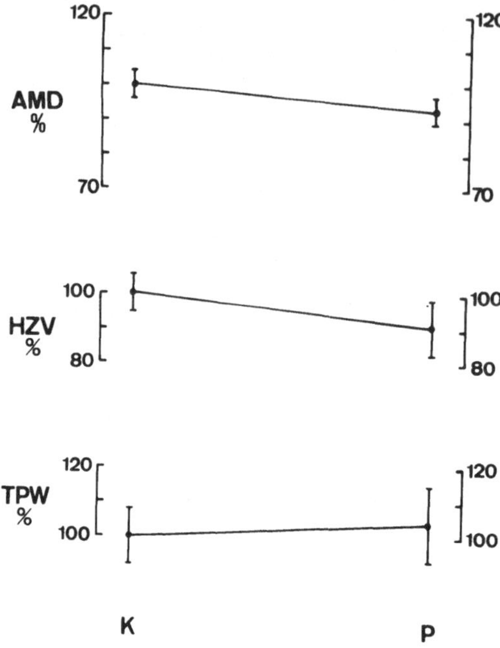

Abb. 18. Wirkung von Rohypnol als Prämedikation auf die Kreis-
laufparameter bei jüngeren Patienten.
K   Kontrollmessung am wachen Patienten
P   30-45 min nach der Prämedikation mit 2 mg Rohypnol
n = 10

fällt. Der AMD steigt wiederum um 7 + 4% auf den Ausgangswert an,
HZV und TPW zeigen keine weitere Veränderung. Die individuelle Empfindlichkeit auf Rohypnol wirkte sich auch in der postoperativen
Periode aus, während der einige Patienten den vom Valium bekann-
ten "hangover" zeigten (BAIRD und HAILEY, 1972), andere so er-
regt waren, daß zusätzlich Sedativa verabreicht werden mußten.
Sowohl in der Einleitungs- als auch in der Narkosephase ergab
sich die Schwierigkeit, daß die Nebenwirkung auf den Kreislauf
nicht bei genügender Narkosetiefe, wie in der Methodik angegeben, untersucht werden konnte. Die ungenügende Narkosetiefe spie-
gelte sich im Kreislaufverhalten vor allem in der intraoperativen Phase wieder. Drei unserer Patienten mußten trotz großzügi-
ger Relaxansdosierung sofort nach dem Hautschnitt zusätzlich
Anaesthetica gegeben werden. Bei drei anderen schien es knapp
vertretbar, die Supplementierung hinauszuzögern, um auch eine
intraoperative Messung unter Rohypnol durchführen zu können.

Die in dieser Phase gewonnenen Meßresultate an nur sieben Patienten weisen eine sehr große Streuung auf und sind kaum ver-
wertbar. Zusammenfassend kann man sagen, daß Rohypnol bei der
verwendeten Methodik einen minimalen hämodynamischen Effekt aufweist, aber auch keine genügende Narkosetiefe bewirkt. Es wurde
deshalb die Untersuchung des hämodynamischen Effektes bei alten

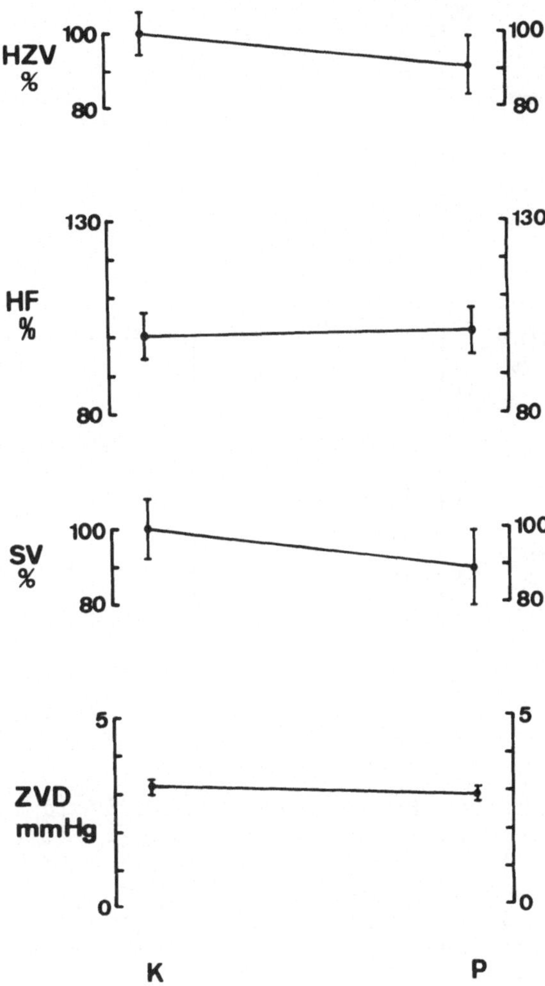

Abb. 19. Wirkung von Rohypnol als Prämedikation auf die Kreislaufparameter bei jungen Patienten. ZVD aus darstellerischen Gründen in mm Hg angegeben. Gleiche Symbole wie Abb. 18

Patienten mit kleinen Dosen Fentanyl, das ebenfalls keine starke Wirkung auf den Kreislauf hat (DIMAI und GATTIKER, 1975; PATSCHKE et al., 1976), kombiniert.

4.5. Kreislaufwirkung von Rohypnol-Fentanyl bei alten Patienten

Die Kreislaufveränderungen einer Rohypnol-Fentanyl-Narkose vor und während einer Operation sind in Abb. 22 und 23 dargestellt.

Die einzelnen Werte des HZV und des TPW zeigen eine außerordentlich große Streuung, was bei der Darstellung von Mittelwert ± Standardfehler des Mittelwertes kaum zum Ausdruck kommt. So fällt

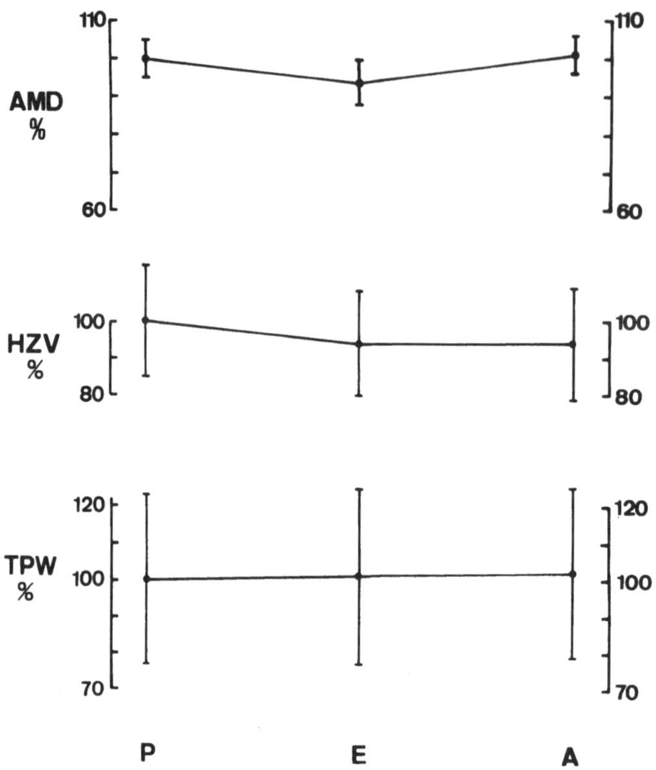

Abb. 20. Wirkung von Rohypnol als i.v. Anaestheticum auf die
Kreislaufparameter von jungen Patienten.
P Ausgangswerte nach Prämedikation mit 2 mg Rohypnol i.m.
E nach der zusätzlichen i.v. Applikation von 2 mg Rohypnol
A 30 min nach Intubation und Beatmung
Mittelwerte ± Standardfehler der Mittelwerte (SEM)
n = 10

beispielsweise der Mittelwert des TPW in Narkose um 15% bei
einer Standardabweichung von 30% und Extremwerten von 33% und
128% des Kontrollwertes. Eine Darstellung der Mittelwerte allein mag daher dem Verhalten der einzelnen Patienten nicht ge-
recht zu werden. Zur weiteren Analyse haben wir deshalb die
Korrelation der prozentualen Veränderung des AMD je mit dem
HZV und dem TPW berechnet (Abb. 24). Es zeigt sich zwischen
AMD und TPW eine signifikante Korrelation mit einem Korrela-
tionskoeffizienten r von 0,69, p < 0,05. Dagegen besteht keine Korrelation zwischen AMD und HZV (r = 0,09).

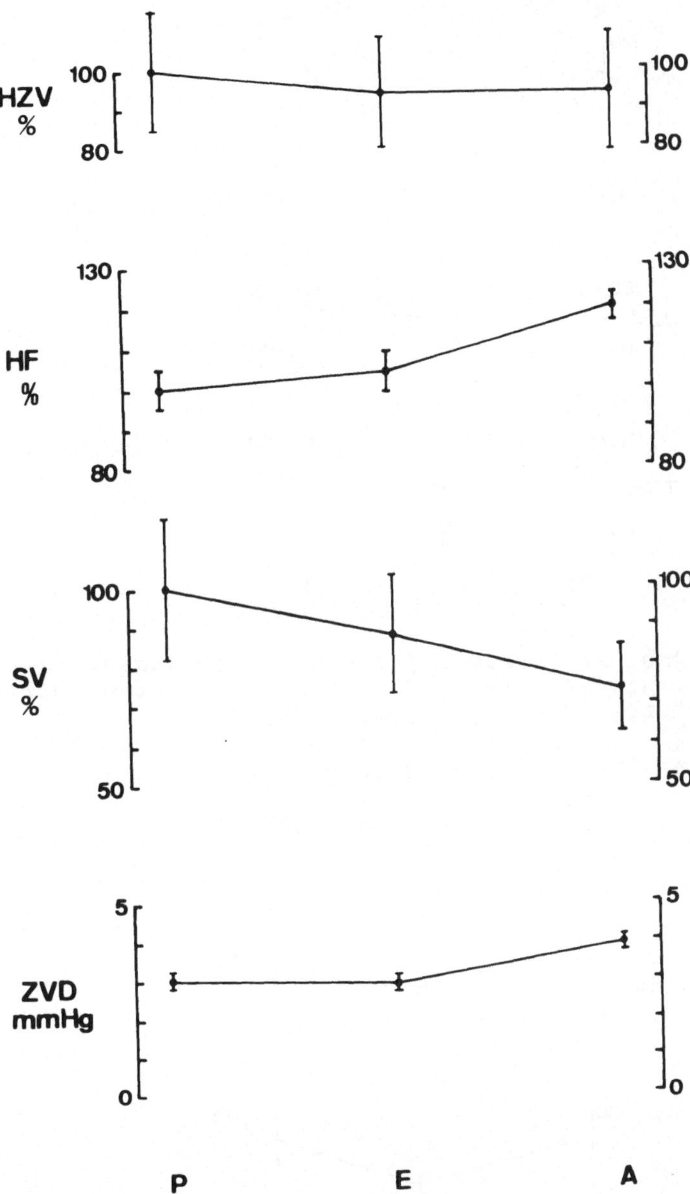

Abb. 21. Wirkung von Rohypnol als i.v. Anaestheticum auf die Kreislaufparameter bei jungen Patienten. ZVD aus darstellerischen Gründen in mm Hg angegeben. Gleiche Symbole wie Abb. 20

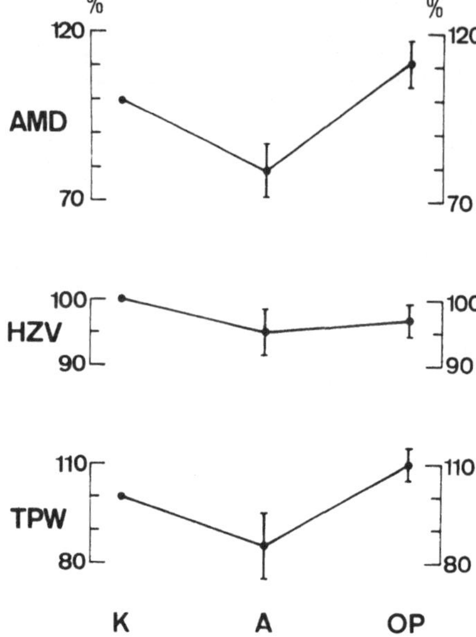

Abb. 22. *Kreislaufeffekte einer Anaesthesie mit Rohypnol und Fentanyl beim geriatrischen Patienten. Mittelwerte ± Standardfehler des Mittelwertes (SEM)*
K   Kontrollmessung am wachen Patienten
A   Präoperative Messung (15 - 20 min nach Anaesthesie-Einleitung)
OP Intraoperative Messung
n = 9

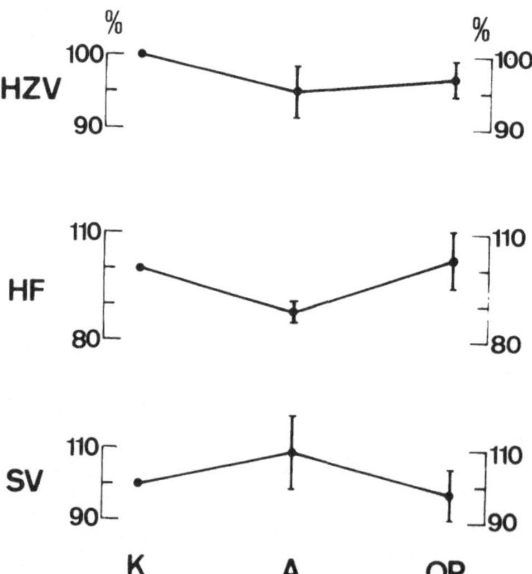

Abb. 23. *Kreislaufeffekte einer Anaesthesie mit Rohypnol und Fentanyl bei geriatrischen Patienten. Mittelwerte ± Standardfehler des Mittelwertes (SEM)*
n = 9; gleiche Symbole wie Abb. 22

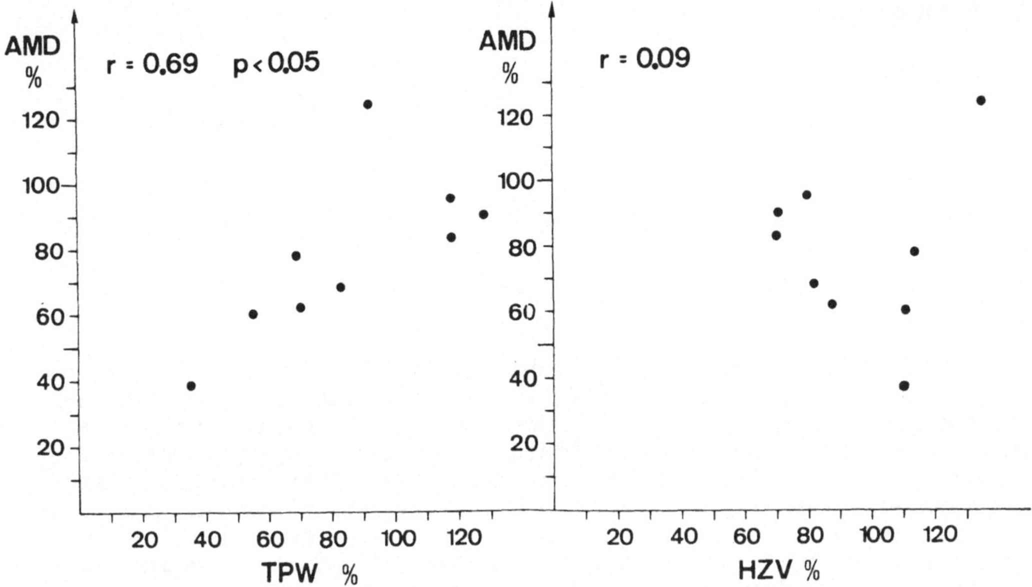

Abb. 24. Beziehung zwischen relativen Veränderungen von AMD und TPW sowie AMD und HZV während einer Anaesthesie mit Rohypnol und Fentanyl bei geriatrischen Patienten. Signifikante Korrelation zwischen AMD und TPW, jedoch nicht zwischen AMD und HZV

5. Diskussion

5.1. Prämedikation

Nach allgemein üblichem klinischem Vorgehen wurden alle Patienten, bei denen der Kreislaufeffekt verschiedener Anaesthesieverfahren untersucht wurde, prämediziert. Dabei benutzte man 0,5 - 1 mg/kg Pethidin zur Sedation und 0,01 mg/kg Atropin als Vagolyticum. Nur bei der Untersuchung der Rohypnolanaesthesie bei jungen Patienten verwendete man Rohypnol zusammen mit Atropin als Prämedikationsmittel. Dabei zeigte sich allerdings ein sehr inkonstanter Sedierungseffekt von Rohypnol. Einzelne Patienten schliefen tief, andere waren munter, wobei der Drang zur Kommunikation mit verwaschener Sprache auffiel. Demgegenüber schien der Sedationseffekt des Pethidins beim Großteil der Patienten weniger zu variieren, wenn man von der kleinen Prozentzahl derer absieht, die Übelkeit und starke parasympathische Reaktionen zeigten. Die Wirkung auf den Kreislauf ist bei beiden Prämedikationsformen ähnlich und durch einen Abfall des AMD um 7 $\pm$ 4% und des HZV um 9 $\pm$ 8% charakterisiert. HF, SV, ZVD und TPW bleiben weitgehend unverändert. Diese geringe Abnahme des HZV entspricht einer Anpassung an die durch die Sedation bewirkte Reduktion des Stoffwechsels mit Minderung des Sauerstoffbedarfs.

Bereits nach kurzer klinischer Prüfung zeigte sich, daß Rohypnol nach peroraler oder intramuskulärer Verabreichung bei alten Patienten mitunter zu paradoxen Reaktionen mit Erregungs- und Verwirrtheitszuständen führt. Aus diesem Grund wurde bei der Untersuchung der Rohypnol-Fentanyl-Anaesthesie Rohypnol als Prämedikationsmittel durch Pethidin ersetzt.

5.2. Kreislaufwirkung der Inhalationsanaesthetica und der NLA

Die hämodynamische Untersuchung dieser Anaesthesieverfahren zeigt, wie ungenau und irreführend der arterielle Blutdruck die jeweilige Situation in Narkose und Operation widerspiegelt. Besonders hingewiesen sei auf die Zunahme des AMD nach Operationsbeginn. Ein solcher Anstieg des Blutdruckes nach dem Hautschnitt wird von jedem Anaesthesisten häufig beobachtet und meist mit Befriedigung zur Kenntnis genommen, vor allem dann, wenn präoperativ nicht befriedigende Druckverhältnisse bestanden. Es verdient nun aber betont zu werden, daß ein solcher Blutdruckanstieg bei den hier untersuchten Anaesthesietechniken ausschließlich als Folge einer Zunahme des TPW bei unverändert vermindertem HZV zustande kam. Bei einer Wertung der Kreislaufeffekte der drei Anaesthesieverfahren ist neben einer Beurteilung der hämodynamischen Situation auf den Gesamtorganismus bei diesem Krankengut vor allem die Wirkung auf den Hirnkreislauf in Betracht zu ziehen. Halothan und NLA führen in Narkose präoperativ zu einem vergleichbaren Abfall des HZV und TPW, was sich klinisch in einem beträchtlichen Blutdruckabfall äußert. Dagegen ist bei Ethran die Abnahme des AMD vor allem durch die Reduktion des HZV bedingt und wird durch eine Zunahme des TPW teilweise kompensiert. Dank einer autoregulatorischen Anpassung des Hirngefäßwiderstandes an den Blutdruck bleibt die Hirndurchblutung in Normokapnie bei gesunden jungen Individuen bis zu einem AMD um 50 mm Hg konstant (LASSEN, 1959; HARPER, 1965). Diese Anpassung ist bei arteriosklerotisch veränderten Gefäßen vermindert, so daß eine Hypotension gelegentlich zu lokalisierter cerebraler Ischämie führen kann (LASSEN, 1959). Diese Narkosephase stellt deshalb für geriatrische Patienten die größte Gefährdung dar und sollte so kurz wie möglich gehalten werden.

Bei Operationsbeginn verschwindet durch den Anstieg des AMD die potentielle cerebrale Ischämiegefahr, wobei wieder Ethran eine größere Zunahme zeigt als Halothan und NLA. Wegen des vergleichsweise größeren Anstieges des TPW und des AMD, vor allem bei Ethran, aber auch bei NLA, müssen diese beiden Anaesthesie-Verfahren, was die cerebrale Durchblutung betrifft, dem Halothan vorgezogen werden. Die unterschiedlichen Kreislaufverhältnisse prä- und intraoperativ zeigen die Wichtigkeit einer klaren Unterscheidung der Wirkung von Anaesthetica sowohl mit als auch ohne chirurgische Intervention.

Bei der weiteren Interpretation der Ergebnisse stellt sich aber die entscheidende Frage, ob die Sauerstofftransportleistung des Kreislaufs den Erfordernissen angepaßt bleibt, d. h., ob die Abnahme des HZV als physiologische Adaptation an einen geringeren Sauerstoffbedarf gedeutet werden kann, oder ob die Kreislaufdepression den Rahmen einer derartigen Anpassung überschreitet. Auch in dieser Beziehung muß Ethran als günstig bezeichnet werden, da es nach BEER und BEER (1974) und SMITH und WOLLMANN (1972) bei äquianaesthetischer Dosierung den Sauerstoffverbrauch fast doppelt so stark senkt wie Halothan. Dagegen kommt es bei der NLA zu einer Zunahme des Energieumsatzes (SCHAER et al., 1970, BRÜCKNER und BONHÖFER, 1969). Allen drei Techniken ist also gemeinsam, daß ihre blutdrucksenkende Wirkung überwiegend auf eine eingeschränkte Pumpfunktion des Herzens zurückzuführen ist. Dies ist besonders für die NLA von Bedeutung, denn es ist verschiedentlich darauf hingewiesen worden, daß DHBP wegen seiner blockierenden Wirkung auf die adrenergischen Rezeptoren zu gefährlichen Blutdruckabfällen führen kann. Unsere Untersuchung ergab bei Injektionen von 10 bis 12,5 mg DHBP einen Abfall des TPW von nur 15% ohne Reduktion des HZV. Die Abnahme des HZV trat erst nach der zusätzlichen Applikation von 0,2 bis 0,3 mg Fentanyl auf.

Trotz des großen inotropen Effektes ist also Ethrane bei geriatrischen Patienten nicht ohne Vorteil. Die starke Herabsetzung des Sauerstoffverbrauches, die über die Zunahme des TPW in Grenzen gehaltene Minderung des AMD, sowie vor allem seine gute Steuerbarkeit können bei diesem Krankengut genutzt werden. Inhalationsanaesthetica haben allgemein gegenüber den i.v. Anaesthetica den Vorteil der besseren Steuerbarkeit, so daß durch Reduktion ihrer inspiratorischen Konzentration kritische Kreislaufsituationen rasch normalisiert werden können. Bei der NLA und anderen intravenösen Verfahren ist dies nur durch die Anwendung spezifischer Antagonisten, die es aber nur für Morphinabkömmlinge gibt, möglich. Solche Antagonisten haben ihrerseits wieder unerwünschte Kreislaufeffekte (PATSCHKE, 1976) und heben bei nicht sehr präziser Dosierung nicht nur die Atemdepression, sondern auch den gewünschten analgetischen Effekt auf (GATTIKER et al., 1975). Bei den Neuroleptica und Hypnotica, Medikamenten also, die bei den verschiedenen intravenösen Anaesthesieverfahren als Kombinationspräparate zum Einsatz kommen, verschwindet die Wirkung erst durch spezifische Inaktivierungsmechanismen (Neuverteilung, Metabolismus, Ausscheidung), die kaum beeinflußbar sind, aber als Folge einer Begleiterkrankung oder unter der Wirkung eines anderen Medikamentes pathologisch verändert sein können, zum Beispiel bei Niereninsuffizienz, Enzyminduktion oder -Hemmung und Leberinsuffizienz (BENKE, 1963; CSASZAR et al., 1963).

5.3. Kreislaufwirkung von Ethrane bei alten und jungen Patienten

Es ist allgemein anerkannt, daß Wirkungen von Inhalationsanaesthetica bei einheitlichen MAC-Werten verglichen werden sollten, was normalerweise gleiche Narkosetiefe bedeutet (SAIDMAN et al., 1967). Diese Grundregel ist aber nicht für Patienten verschiedener Altersgruppen anwendbar (GREGORY et al., 1969). In der vorliegenden Untersuchung wurde deshalb die zur Vornahme des chirurgischen Eingriffs minimal notwendige Dosierung gewählt. Dazu brauchte man bei 50% N_2O für junge Patienten eine inspiratorische Ethrane-Konzentration von 1,6 bis 2,0%, für alte nur 0,3 - 0,6%. Dies bestätigt den geringeren Anaestheticabedarf des geriatrischen Patienten und zeigt, daß selbst weit kleinere Dosen zu größeren hämodynamischen Veränderungen führen als höhere beim jungen Patienten. So beträgt die Reduktion des HZV in Narkose beim alten Patienten 37 + 5% gegenüber 28 + 4% beim jungen. Dagegen ist der Unterschied im AMD zwischen den beiden Gruppen kleiner, als aus der Abnahme des HZV hervorgeht, was durch eine gleichzeitige Zunahme des TPW zustande kommt. Interessant ist das verschiedene Frequenzverhalten: die HF nimmt bei jungen Patienten in Ethrane-Narkose um 21 + 5% zu, während sie bei alten unverändert bleibt. Es scheint, daß junge Patienten imstande sind, die Ethrane-induzierte HZV-Reduktion durch eine Frequenzerhöhung aufzufangen. Dieses unterschiedliche Frequenzverhalten führt dazu, daß das Schlagvolumen bei beiden Gruppen mit ungefähr 40% gleichviel abnimmt. Die Kreislaufparameter zeigen intraoperativ das gleiche Verhalten wie in Narkose ohne Operation, wobei lediglich ein weiterer Anstieg des TPW bei beiden Gruppen auffällt.

Unsere Untersuchungen bestätigen die in vielen Arbeiten hervorgehobene Blutdruckstabilität in Ethrane-Narkose; dies gilt sowohl bei jungen als auch bei alten Patienten. Es ist aber keinesfalls berechtigt, auch von Kreislaufstabilität zu sprechen. Zwar normalisiert sich der präoperativ abgefallene Blutdruck mit Beginn der chirurgischen Streß-Situation, dies aber nur über eine weitere Zunahme des TPW bei unverändert vermindertem HZV. Bedauerlicherweise werden bei Untersuchungen von Anaesthetica selten prä- und intraoperativ gemessene Werte unterschieden, obschon jede klinische Narkose meist aus einer relativ kurzen präoperativen und einer längeren intraoperativen Phase besteht. Daß sich die hämodynamischen Parameter in diesen beiden Perioden beträchtlich unterscheiden können, ist bekannt (CULLEN et al., 1972). Unsere Resultate bestätigen diese Feststellung. Vor allem Tierversuche erfolgen in der Regel ohne chirurgischen Eingriff, und sind deshalb, abgesehen von Speziesunterschieden, eine unvollständige Simulation klinischer Verhältnisse. In Tabelle 2 werden einige am Menschen und Hund erzielte Kreislaufveränderungen während einer Ethrane-Narkose gegenübergestellt.

Tabelle 2. Kreislaufveränderungen während einer Ethrane-Narkose beim Menschen und beim Hund

	HZV	SV	AMD	TPW	HF	Ethranekonzentration
Hund						
D. BEER und R. BEER 1973	-20%	-20%	-33%	-20%	- 6%	2% insp.
J. TARNOW 1973	-41%	-54%	-49%	-19%	+27%	2,2% endexsp.
Mensch						
A. DOBKIN et al. 1968	-22%	-30%	-12%	+31%	+ 4,5%	0,5 - 3,0% insp.
R. VIRTUE et al. 1966	-20%	-30%	-25%	-	+19,4%	nach EEG
R. KLOSE et al. 1976	-27%	-30%	-14%	+24%	+ 5%	max. 3,5% insp.
eigene $\frac{N}{OP}$	-30% -30%	-41% -40%	-16% + 2%	+24% +53%	+21% +17,5%	1,5% endexsp.

Der Hauptunterschied liegt dabei im Verhalten des TPW. Dieser fällt beim Hund im Gegensatz zum Menschen bei sonst weitgehend gleichen Veränderungen der übrigen hämodynamischen Parameter ab, so daß es zu einer ausgeprägten Abnahme des AMD kommt. Es soll hier nicht verhehlt werden, daß die Wirkung von Ethrane auf den TPW weiterhin widersprüchlich beurteilt wird. Da es sich um

34

eine errechnete, für die Definition einer jeweiligen Kreislaufsituation aber wichtige Größe handelt, ist diese Diskrepanz
nicht verwunderlich. Zudem setzt sich der totale Gesamtwiderstand aus Summationen verschiedener Teilkreisläufe zusammen.
Der Erweiterung bestimmter Gefäßabschnitte, z. B. der Haut, des
Gehirns und der Nieren, kann eine Vasokonstriction in anderen
Bereichen, z. B. des Skelettmuskels und des Splanchnicusgebiets
gegenüber stehen, so daß sich der periphere Gesamtwiderstand
nicht wesentlich ändert (CRISTOFORO und BRODY, 1967; VATNER und
SMITH, 1974). Dem Einblick in die einzelnen Teilkreisläufe stehen ungelöste methodische Probleme entgegen. Es entspricht aber
klinischer Beboachtung, daß bestimmte Operationen, vor allem
plastische Eingriffe, bei Ethrane weniger bluten als bei Halothan und bei der NLA. Ethrane hemmt wie Halothan die Sympathi-
cusaktivität, doch scheint bei ihm die periphere vasculäre Re-
aktivität besser erhalten als bei Halothan (SKOVSTED und PRICE,
1972). ARNDT et al. (1974) haben allerdings zwischen Ethran und
Halothan keinen Unterschied in ihrer Wirkung auf die Aktivität
der Baroreceptoren gefunden.

5.4. Wirkung einer Volumensubstitution auf den kreislaufdepressorischen Effekt von Ethrane bei geriatrischen Patienten

Die besondere Empfindlichkeit des geriatrischen Patienten auf
die kreislaufdepressorische Wirkung von Anaesthetica ist schon
oft diskutiert worden (COLE, 1970; LITTLE, 1968), wobei deren
Ursache noch ungeklärt ist. In vielen Fällen muß eine unbeachtete und klinisch nicht manifeste Hypovolämie dafür verantwortlich gemacht werden. Von Bedeutung erscheint in diesem Zusammenhang die Beobachtung, daß geriatrische Patienten mit altersentsprechender körperlicher Aktivität ein normales Blutvolumen aufweisen, das aber bei Bettlägerigkeit bedeutend schneller reduziert wird als bei jungen (CHOBANIAN et al., 1974; KIRCHNER,
1970). Es ist daher bei dem Anaesthesieverfahren mit dem größten kreislaufdepressorischen Effekt, nämlich bei der Ethrane-
N_2O/O_2-Narkose, geprüft worden, inwieweit durch eine unmittelbar pränarkotische Volumensubstitution die Kreislaufwirkung abgeschwächt werden kann. Dazu bieten sich in einer derartigen
Situation verschiedene kolloidale Plasmaersatzmittel an. Wir
haben uns zur Verwendung einer 1,8% Dextran-Ringerlactatlösung
entschlossen, da uns dieses Präparat unter Berücksichtigung
des Ausmaßes und der Dauer des Volumeneffektes und der Gesamt-
menge des zu infundierenden Kolloids am besten geeignet erschien. Es ergibt sich bei diesem Präparat ein Volumeneffekt
von mehreren Stunden bei einer infundierten Menge von Dextran,
die mit Sicherheit die Blutstillung nicht beeinträchtigt
(GOLLUB et al., 1969; SCHAER et al., 1971). Der bei Dextran
bekannte antithrombotische Effekt kann als erwünschte Nebenwirkung betrachtet werden, wenn auch das Patientenkollektiv
zu klein ist, um eigene Rückschlüsse in dieser Beziehung zu
gestatten.

Aus der Untersuchung geht hervor, daß die Kreislaufwirkungen
von Ethrane durch diese pränarkotische Volumensubstitution maßgeblich abgeschwächt werden. Der depressorische Effekt des
Ethranes war unter diesen Voraussetzungen sogar geringer als bei
jungen Patienten. So sank das HZV in Narkose bei den volumenbehandelten geriatrischen Patienten mit 97 $\pm$ 9% praktisch nicht
gegenüber einem Abfall auf 72 $\pm$ 4% bei jungen. Es muß allerdings
in Betracht gezogen werden, daß bei den geriatrischen Patienten
bedeutend niedrigere Ethrane-Konzentrationen zur Erreichung einer
adäquaten Narkosetiefe nötig waren als bei jungen (inspriatori-
sche Ethrane-Konzentration 0,3 - 0,6% gegenüber 1,6 - 2,0%).

Ein ähnlich geringerer Bedarf an Anaesthetica bei diesem Krankengut ist bereits von anderen Präparaten beschrieben worden,
z. B. für Halothan von GREGORY et al. (1969) und für kurzwir-
kende Barbiturate von ODUAH (1970). Die Ursache der quantitativ
verschiedenen Wirkung von Medikamenten ist noch weitgehend ungeklärt (COPER et al., 1974). Sie kann in einer veränderten Re-
sorption, Verteilung oder auch renalen bzw. metabolischen Elimination des Pharmakons, also in der Pharmakokinetik begründet
sein. Vor allem bei der Verteilung und Elimination spielen die
typischen Altersveränderungen in den Gefäßen, die nachlassende
Herzleistung und damit verlängerte Kreislaufzeiten eine entscheidende Rolle (BENDER, 1965; GOTTSTEIN, 1969; OLDENDORF und KITANO,
1965). Dagegen hat sich herausgestellt, daß die metabolische
Leistung der Leber auch beim gesunden alten Menschen noch soweit
intakt ist, daß keine Gefahr der Überdosierung durch mangelnde
Entgiftung besteht (TRAEGER et al., 1973).

Auch unsere Untersuchung bestätigt, daß dem Kreislauf eine entscheidende Bedeutung für den Minderbedarf an Anaesthetica bei
alten Menschen zukommt. Die Einsicht in die Funktionsprinzipien
des Kreislaufs wurden erweitert durch die Betrachtung der in den
verschiedenen Abschnitten herrschenden Druck- und Volumenverhält-
nisse, was dazu führte, die Einteilung in großen und kleinen
Kreislauf zugunsten der Unterscheidung eines Hoch- und Nieder-
druckanteils aufzugeben (GAUER, 1972). Dabei werden die Drucke
in Niederdrucksystem von statischen Faktoren bestimmt, und zwar
von der Anpassung des Blutvolumens an die Kapazität des Systems
mit dem Ziel, die Füllung des Herzens zu gewährleisten. ARNDT
(1976) bezeichnet das Niederdrucksystem funktionell als Füllungs-
reservoir für das Herz, wobei dem "zentralen Blutvolumen", das
zwischen Pulmonalis- und Aortenklappen lokalisiert ist, eine besondere Bedeutung zukommt. Nach TARNOW et al. (1976) bewirken
Inhalationsanaesthetica eine Tonusminderung im Niederdrucksystem,
d. h. eine Umverteilung des Blutvolumens von intrathoracal in
die Gefäßperipherie. In tierexperimentellen Studien fanden die
Autoren eine im Ausmaß ähnliche kontraktilitätsmindernde Wirkung
von Halothan und Ethrane wie wir, wobei überraschenderweise die
enddiastolischen Ventrikeldrucke und -Volumina abnahmen. Sie
empfehlen daher für die Therapie der durch die Inhalationsanaesthetica bedingte Kreislaufdepression Ethylphenylephrin (Effortil),
das neben seiner positiv inotropen Wirkung den venösen Gefäßtonus
erhöht und der Verlagerung des Volumens im Niederdrucksystem ent-
gegenwirkt. Da ein Volumenmangel sich direkt auf das intrathora-
cale Blutvolumen auswirkt (ARNDT, 1976), ist bei geriatrischen

Patienten mit Effortil und damit über die Beeinflussung der Verteilung des Blutvolumens quantitativ zu wenig zu erreichen. Es bleibt in diesem Falle nur eine möglichst genaue Korrektur der oft unbeachteten und klinisch nicht manifesten Hypovolämie.

Manchem mag allerdings die schnelle Volumenzufuhr von 15 ml/kg einer kolloidhaltigen Lösung bei Patienten mit reduzierten Kreislaufreserven nicht unbedenklich erscheinen.

Wie aus Tabelle 3 ersichtlich, sind die durch die Volumenzufuhr allein bedingten hämodynamischen Veränderungen wegen der großen Compliance des Niederdrucksystems relativ geringfügig. Sie dekken sich mit den von anderen Autoren an einem ähnlichen Krankengut erhobenen Befunden (DRAXLER et al., 1975; UNSELD et al., 1970; ARNDT, 1976).

Tabelle 3. Effekt von 15 - 20 ml Dextran-Rinterlactat-Lösung/kg (Serodextran) in % des Ausgangswertes (Messungen 5 min nach Beendigung der Infusion); Mittelwerte $\pm$ SEM

AMD	$+\ 5,6 \pm 2,1$[*]
HF	$-\ 5,0 \pm 3,6$
HZV	$+\ 10,0 \pm 3,6$[*]
SV	$+\ 14,8 \pm 4,9$[*]
TPW	$-\ 12,0 \pm 4,6$[*]
ZVD	$+\ 6,5 \pm 1,4$ cm H_2O
HK	$-\ 5,2 \pm 1,3$

[*]$p = 0,05$

Bei der Interpretation dieser Daten muß jedoch berücksichtigt werden, daß sich eine Überlastung des Großkreislaufs mit entsprechendem Anstieg des Druckes im linken Vorhof und in den Lungenkapillaren nur in einem mäßigen Anstieg des rechten Vorhofdruckes zu äußern braucht (HARDY et al., 1974; KREIENBÜHL und HALDEMANN, 1975). Eine weitergehende Erfassung der hämodynamischen Veränderungen des kleinen Kreislaufs wäre deshalb zweifellos, vor allem in dieser Untersuchungsphase, wertvoll gewesen. Andernfalls erschien uns die Anwendung von invasiven Meßmethoden mit der zwangsläufig damit verbundenen Verlängerung der Untersuchungszeit (anfänglich wache Patienten) nicht gerechtfertigt. Aufgrund von tierexperimentellen Untersuchungen müßte nach einer schnellen Infusion einer Dextranlösung mit einem etwa doppelt so großen Druckanstieg im linken wie im rechten Vorhof gerechnet werden (HARDY et al., 1974). In der Phase der raschen Volumenzufuhr sind die Patienten klinisch sehr sorgfältig überwacht worden, wobei bei keinem Zeichen einer Linksüberlastung festgestellt werden konnten.

Wegen der in neuerer Zeit erschienenen Meldungen über Zwischen-
fälle nach Verabreichung von Dextran (LANGNER und REICHENBACH,
1975; LANGREHR et al., 1975; MORR-STRATHMANN und LAVIN, 1975;
RING et al., 1975; SCHÖNING und KOCH, 1975; EBERLEIN, 1975)
sind die Indikationen für diese Präparate kritischer beurteilt
worden (FREY et al., 1975; KILIAN und AHNEFELD, 1975). Unseres
Erachtens scheinen die Vorteile einer unmittelbar präoperativen
Volumenzufuhr, die sich im Verlauf der ganzen Narkose in bedeutend besseren hämodynamischen Verhältnissen äußert, das geringe
Risiko einer Unverträglichkeitsreaktion des kolloidalen Ersatz-
präparates aufzuwiegen. Wie heute in der klinischen Praxis üblich, wurde die Dextraninfusion in den ersten 3 min nur tropfen-
weise appliziert und dabei der Patient genau überwacht. Bei der
Möglichkeit der Wahl zwischen Gelatine- und Dextranpräparaten
möchten wir den letzteren wegen ihrer länger anhaltenden Volu-
menwirkung und des fehlenden diuretischen Effektes für diese
Indikation den Vorzug geben.

Die starke Abschwächung der kreislaufdepressorischen Wirkung
von Ethran durch eine pränarkotische Volumengabe bestätigt, daß
der eingangs postulierten Hypovolämie bei der Empfindlichkeit
der geriatrischen Patienten auf Anaesthetica eine ursächliche
Bedeutung zukommt. Unter der Voraussetzung einer vorgängigen,
adäquaten Volumensubstitution erscheint Ethran als ein auch für
geriatrische Patienten geeignetes Anaestheticum.

5.5. Kreislaufwirkung von Rohypnol

Gegen die über Jahrzehnte meist verwendete Narkosetechnik mit
Hilfe von Inhalationsanaesthetica wurden seit ungefähr 1970
mehr und mehr Bedenken angemeldet. Erst im Verlauf der letzten
Jahre ist die relativ hohe Biotransformationsrate der meisten
Inhalationsanaesthetica erkannt worden. Von Intermediär- und
Endmetaboliten einiger Inhalationsanaesthetica sind toxische
Wirkungen nachgewiesen worden, z. B. für Methoxyfluran (Pen-
thran) auf die Niere (COUSINS und MAZZE, 1973). Von anderen
werden sie diskutiert, bei Halothan vor allem die Lebertoxi-
zität (CORNEY und Van DYKE, 1972). Überdies gefährden die aus-
geatmeten Rückstände der volatilen Anaesthetica das chronisch
exponierte Operationspersonal. COHEN et al. (1971) haben bei
Operations- und Anaesthesieschwestern eine signifikant erhöhte
Abortrate gefunden und als Ursache vor allem das Halothan ver-
dächtigt. Diese Tatsachen haben dazu geführt, daß nach neuen
Inhalationsanaesthetica mit kleiner Biotransformationsrate ge-
sucht wurde. Die erste Neuentwicklung in dieser Beziehung ist
das Ethrane, das gegenüber mehr als 20% bei Halothan und mehr
als 60% bei Penthran einen Metabolismus von nur wenig über 2%
aufweist. Das neueste Präparat ist Foran mit eher noch kleine-
rer Biotransformationsrate als Ethrane und bedeutend weniger
Nebenwirkungen auf den Kreislauf (TARNOW et al., 1976). Foran
(1 chloro-2-2-2 trifluoethyl, difluoromethyläther) ist aber
vorderhand bis zum Ausschluß möglicher carzinogener Wirkungen
nicht im Handel. Manche haben wegen dieser toxischen Effekte

auf die Vorteile der gut steuerbaren Inhalationsanaesthetica
verzichtet und ersetzen dieselben vor allem bei langen und wie-
derholten Narkosen durch intravenöse Anaesthesieverfahren. Unter ihnen beansprucht seit 15 Jahren die Neuroleptanaesthesie
(NLA) das Hauptinteresse.

Seit 1974 ist eine neue Möglichkeit, die intravenöse Anaesthesie mit Flunitrazepam Rohypnol versucht worden. Dabei wurden
verschiedene Verfahren vorgeschlagen, vor allem Kombinationen
mit anderen Anaesthetica oder Analgetica (DE CASTRO, 1972).

Bei der vorliegenden Untersuchung über die Wirkung von Rohypnol
auf die Hämodynamik bei jungen Menschen stützten wir uns auf
die Methodik, wie sie von KURKA, 1974; MARTI et al., 1974;
SCHWANDER et al., 1974 und RIFAT und BOLOMEY, 1974, bei mehreren tausend Narkosen angewendet worden ist. Da diese Autoren
Rohypnol sowohl als Prämedikationsmittel als auch anschließend
als intravenöses Anaestheticum benutzten und nur mit einem
N_2O/O_2-Gemisch und nicht depolarisierenden Museklrelaxantien
ergänzten, gestattet diese Methodik eine klare Erfassung der
Kreislaufwirkung von Rohypnol. Wie bereits angegeben, hat es
sich gezeigt, daß bei Untersuchungen des Kreislaufeffektes von
Anaesthetica Messungen in Narkose prä- und intraoperativ wich-
tig sind. Dieses Vorgehen erwies sich wegen einer im Vergleich
zu den anderen Verfahren ungenügenden Narkosetiefe als nicht
durchführbar. Hier bedarf die Vorstellung von Rohypnol als ein
besonders potentes Benzodiazepin (Informationsbroschüre 1974
Hoffmann-La Roche, Basel) eines Kommentars. Die Potenz bezüglich der Hauptwirkung spielt für ein Anaestheticum eine unter-
geordnete Rolle. Wichtiger ist die Frage nach den Nebenwirkungen im Vergleich zu anderen Anaesthetica. Es ließen sich zudem
Kreislaufeffekte nach der Prämedikation mit Rohypnol zeigen,
und daher wurden in Abänderung der üblichen Methodik Kontrollwerte bereits am nicht prämedizierten Patienten erhoben und
die relativen Veränderungen nach der Einleitung und in Narkose
mit Rohypnol auf die Werte nach Prämedikation bezogen.

Die vorliegenden Resultate zeigen, daß in keiner Untersuchungsphase ausgeprägte Kreislaufeffekte aufgetreten sind, wie man
sie von Inhalationsanaesthetica und der NLA gewohnt ist.

Andererseits besteht bei der Beurteilung der Wirkung von Rohypnol auf den Kreislauf die Schwierigkeit, daß eine den anderen
Verfahren vergleichbare Narkosetiefe nicht zu erreichen ist.

<u>5.6. Die Kreislaufwirkung von Rohypnol/Fentanyl beim
alten Patienten</u>

In der kurzen Zeit seiner klinischen Anwendung hat sich Rohypnol
vielerorts als Einleitungsanaestheticum bewährt. Als Monoanaesthe-
ticum, als welches es ursprünglich propagiert wurde, konnte es
sich aber nicht durchsetzen, da sich allein mit N_2O in den meisten Fällen keine genügende Narkosetiefe erreichen läßt (HALDE-

MANN et al., 1976). Daher sind verschiedene Kombinationsverfahren vorgeschlagen worden, so zum Beispiel mit Ketamin (Ketalar) und Pentazocin (Fortalgesic), (VONTIN, 1975). Unseres Erachtens müßte die ideale Ergänzung zu Rohypnol nicht nur gute analgetische Eigenschaften haben, sondern auch antagonisierbar sein, um dieses Anaesthesieverfahren einigermaßen steuerbar zu halten. Diesen Forderungen kommt unserer Meinung nach Fentanyl am nächsten. Nachdem Rohypnol allein bei gesunden Patienten keine maßgebliche Kreislaufreaktionen hervorgerufen hat (COLEMAN et al., 1972; HALDEMANN et al., 1976; RIFAT und BOLOMEY, 1976), und sich auch bei Fentanyl nur geringfügige Veränderungen der hämodynamischen Parameter zeigen ließen (DIMAI und GATTIKER, 1975; GRAVES et al., 1975; PATSCHKE et al., 1976), ist die in gewissen Fällen blutdrucksenkende Wirkung dieser kombiniert verwendeten Präparate überraschend, wobei vor allem die inhomogene, kaum voraussehbare Wirkung auffällt. Während es bei fünf Patienten zu nur unwesentlichen Veränderungen des AMD kam, fiel dieser bei vier weiteren auf weniger als 70 mm Hg ab, ein Druckabfall, der, wie bereits ausgeführt, bei diesem Krankengut wegen der Gefahr lokalisierter cerebraler Ischämien einer Korrektur bedarf.

In der Praxis war die Therapie der durch Rohypnol/Fentanyl verursachten Druckabfälle überraschend schwierig. Weder konnte die bei Inhalationsanaesthetica und NLA so erfolgreiche Volumenzufuhr von 15 ml/kg den Blutdruck nennenswert anheben, noch ließ sich nach vorgängiger Volumenzufuhr in gleicher Größenordnung ein solcher vermeiden.

Erst die hämodynamische Analyse dieser Druckabfälle gab Hinweise auf ihre pharmakologische Beeinflußbarkeit. Die gute Korrelation zwischen AMD und TPW (Abb. 24) zeigt, daß bei Rohypnol/Fentanyl eine Widerstandsabnahme primär für den Druckabfall verantwortlich ist. Dieser Befund steht im ausgeprägten Gegensatz zu Halothan, Ethran und der NLA, wo für den Druckabfall vor allem die Einschränkung der Herzleistung verantwortlich ist. Es sind denn auch für Halothan und Ethran gute Korrelationen zwischen HZV und AMD errechnet worden (PRICE und PRICE, 1966; HALDEMANN et al., im Druck).

Damit sind Richtlinien für eine adäquate Therapie solcher Komplikationen bei diesen Anaesthesietechniken aufstellbar. Die ausgeprägten und gefährlichen Druckabfälle bei alten Patienten beruhen einerseits auf einer verringerten venösen Reservekapazität (STAUCH, 1974), andererseits auf einer signifikanten Verlangsamung im Ablauf der vasoconstrictorischen Reflexe (GARNIER, 1976). Eine physiologisch begründbare Behandlung von Druckschwierigkeiten im Verlauf der Einleitung einer Rohypnol/Fentanyl-Narkose scheint damit in einer pharmakologischen Beeinflussung des abgefallenen TPW zu liegen. Am besten eignen sich hierzu die in letzter Zeit schon fast in Vergessenheit geratenen Stimulatoren der adrenergen α-Rezeptoren, also zum Beispiel Methoxamin (Vasoxin). Die damit verursachte Vasoconstriction darf keinesfalls überschießend sein, um nicht das Herz durch den erhöhten "afterload" zu belasten und soll lediglich den Abfall des TPW im Interesse der Perfusion auffangen. Im Fall von Vasoxin bewährten sich einzelne Injektionen in der Dosierung von 1 - 2 mg. Aus der Ana-

lyse des Kreislaufverhaltens vor und nach der Operation ergibt
sich, daß bei unmittelbar bevorstehendem Operationsbeginn sich
die Anwendung eines Vasoconstrictors häufig erübrigt, da es als
Folge des Operationsreizes zu einer Zunahme des TPW und damit
des AMD kommt. Es folgt daraus auch die Konsequenz, zur Narkoseeinleitung und Intubation allein Rohypnol zu verwenden und die
Anaesthesie erst unmittelbar vor Operationsbeginn mit Fentanyl
zu ergänzen.

5.7. Schlußfolgerung

Die beiden heute fast ausschließlich verwendeten Inhalationsanaesthetica Halothan und Ethrane sowie die Standardneuroleptanaesthesie haben einen ausgeprägten negativ inotropen Effekt.
Der klinisch leicht erfaßbare Abfall des arteriellen Mitteldruckes beruht bei diesen Techniken auf einer Abnahme der Herzleistung, die durch eine Verkleinerung des zentralen Blutvolumens und damit schlechterer Füllung noch verstärkt wird.

Geriatrische Patienten weisen eher wegen verminderter Herz-
und Kreislauffunktion als wegen Abnahme der metabolischen Leistung der Leber einen geringen Anaestheticabedarf auf. Im Falle von Ethrane brauchte dieses Krankengut eine um ungefähr das
Sechsfache niedrigere inspiratorische Ethrane-Konzentration für
eine adäquate Narkosetiefe als junge Patienten. Trotzdem waren
die Auswirkungen auf den Kreislauf bedeutend stärker. In vielen
Fällen ist dafür eine oft unbeachtete und klinisch nicht manifeste Hypovolämie verantwortlich. Denn diese Patientengruppe
hat wohl bei altersentsprechender körperlicher Aktivität ein
normales Blutvolumen, dieses reduziert sich aber bei Immobilisation erheblicher und rascher als bei jungen Patienten. Durch
eine Volumenrestitution und damit auch Erhöhung des intrathoracalen Füllungsvolumens lassen sich überraschend stabile Kreislaufverhältnisse schaffen.

Im Gegensatz zu den genannten Anaesthesieverfahren beruhen bei
der Kombination Rohypnol/Fentanyl die nicht seltenen Abfälle
des arteriellen Mitteldruckes auf einer direkten Beeinflussung
des totalen peripheren Widerstandes bei kaum reduziertem Herzzeitvolumen. Im Interesse vor allem eines genügenden cerebralen
Perfusionsdruckes läßt sich häufig der Einsatz eines adrenergen
α-Stimulators nicht vermeiden. Dabei muß die Korrektur des abgefallenen totalen peripheren Widerstandes vorsichtig geschehen,
um nicht den "afterload" des Herzens über Gebühr anzuheben.

Der Effekt der Anaesthetica auf den Kreislauf ist bei geriatrischen Patienten die Ursache des erhöhten Narkoserisikos. Wie
gezeigt werden konnte, beeinflussen die meist verwendeten Anaesthesieverfahren in klinischer Dosierung die Hämodynamik ganz
unterschiedlich. Es bleibt dem Anaesthesisten jeweils überlas-
sen, aus den zur Verfügung stehenden Techniken diejenige aus-
zuwählen, deren Auswirkung am wenigsten nachteilig ist. Dabei

muß allerdings die Kenntnis der Pathogenese der Nebenwirkung auf den Kreislauf und ihrer pharmakologischen Beeinflussung vorausgesetzt werden.

6. ZUSAMMENFASSUNG

Wegen Verdoppelung der Lebenserwartung allein im letzten Jahrhundert nimmt in jedem Krankenhaus der Anteil alter Patienten kontinuierlich zu. Damit werden alle Teile der Medizin vermehrt gezwungen, sich mit der besonderen Problematik dieses Krankengutes zu befassen. Aus diesem Grunde gibt es aus allen Gebieten der Medizin Stimmen, die für die Behandlung dieser Patienten vermehrt eine Spezialisierung fordern und sich weigern, alte Menschen als ältere Erwachsene zu betrachten. Da heute häufig das chronologische Alter nicht dem biologischen entspricht, werden an diesen Patienten oft Operationen durchgeführt, die man noch vor wenigen Jahren wegen der therapeutischen Belastung und der an sich nur kurzen weiteren Lebenserwartung als nicht indiziert betrachtete.

Bei diesem Krankengut ist für die anaesthesiologische Prognose vor allem die Kreislauffunktion der entscheidende Faktor, denn die Anaesthetica haben generell bei alten Patienten einen ausgeprägten Effekt auf die Hämodynamik. Man half sich bisher damit, die erprobten und bestgelernten Techniken bei Verdoppelung der Sicherheitsmaßnahmen auch hier einzusetzen. Die Präferenz für die eine oder andere Technik sollte sich aber auf die Pathophysiologie ihrer Nebenwirkungen und auf die Kenntnis derer Therapiemöglichkeiten stützen.

Obschon sich mit der hämodynamischen Wirkung von Anaesthetica bei jungen gesunden Menschen zahlreiche klinische und experimentelle Untersuchungen befassen, kommt man zu recht differierenden Ergebnissen. Die Ursache dafür liegt bei klinischen Arbeiten in der ethischen Beschränkung der erfaßbaren Parameter, tierexperimentell in Speziesunterschieden und unvollständiger Simulation klinischer Verhältnisse. Bei der Diskrepanz der Befunde schon der recht homogenen Gruppe junger Patienten überrascht nicht, daß die Kreislaufproblematik und der Anaesthesieeffekt bei geriatrischen Patienten kaum untersucht worden sind.

Es wurde deshalb eine Untersuchung geplant, welche die Auswirkungen der heute gebräuchlichsten Anaesthesieverfahren auf die Hämodynamik beim alten Patienten festlegen sollte. In dieser quantitativ vergleichenden Studie an Patienten im Alter von 65 bis 95 Jahren stützte man sich auf eine möglichst kliniknahe Untersuchungsmethodik. Bei den Inhalationsanaesthetica erreichte man äquianaesthetische Dosierungen, indem man mit dem Prinzip der "minimalen alveolären Konzentration" arbeitete. Bei dieser Grundregel wird eine Narkosetiefe angestrebt, bei der 50% der Patienten auf einen standardisierten chirurgischen Reiz (Hautschnitt) reagiert. Auch bei den i.v. Verfahren wurden

ähnliche äquianaesthetische Dosierungen festgelegt. Dies bedingte aber, daß der Kreislaufeffekt der Anaesthetica nicht nur in
Narkose ohne Operation, sondern auch intraoperativ nach dem
Hautschnitt gemessen werden mußte. Die Methodik berücksichtigt
auch, daß sich die hämodynamischen Parameter in diesen beiden
Perioden beträchtlich unterscheiden können. Bei den beiden heute
fast ausschließlich verwendeten Inhalationsanaesthetica Halothan
und Ethrane sowie bei der Standardneuroleptanaesthesie beruht der
Abfall des arteriellen Mitteldruckes auf einer Abnahme der Herzleistung, die durch die Reduktion des intrathoracalen Füllungsvolumens noch verstärkt wird. Es wurde denn auch eine gute Korrelation zwischen arteriellem Mitteldruck und Herzzeitvolumen
gefunden (r = 0,69; p < 0,05). Bei der Kombination Rohypnol/
Fentanyl basieren die nicht seltenen Abfälle des arteriellen
Mitteldrucks auf einer direkten Beeinflussung des totalen peripheren Widerstandes (signifikante Korrelation zwischen AMD
und TPW).

Im Falle von Ethran wurde der Minderbedarf an Anaesthetica der
alten Patienten quantifiziert. Dabei brauchte man zu einer adäquaten Narkosetiefe eine inspiratorische Ethrankonzentration
von 0,3 - 0,6% beim geriatrischen Patienten und 1,6 bis 2,0%
beim jungen. Trotz dieser geringen Dosierung im Alter waren die
Auswirkungen auf die hämodynamischen Parameter bedeutend ausgeprägter als beim jungen Patienten. Da es gelang, durch eine Volumensubstitution von 15 ml/kg KG einer kolloidhaltigen Lösung
bei den Techniken, die vor allem die Pumpfunktion des Herzens
beeinflussen, eine erstaunliche Kreislaufstabilität auch bei
alten Menschen zu erreichen, muß einer nicht immer manifesten
Hypovolämie eine ursächliche Rolle für die Empfindlichkeit zu-
geschrieben werden.

Bei dem Rohypnol/Fentanyl-Verfahren ist die Einschränkung der
Herzleistung minimal, doch bedarf der durch die TPW-Abnahme bedingte, nicht selten kritische Abfall des arteriellen Mitteldrucks im Interesse eines genügenden Perfusionsdrucks vor allem
wegen der Gefahr lokaler cerebraler Ischämien einer Korrektur.
Dazu eignen sich die in letzter Zeit fast in Vergessenheit geratenen adrenergen α-Stimulatoren, z. B. Methoxamin (Vasoxin),
am besten. Dabei muß allerdings der α-Stimulator sorgfältig do-
siert werden, damit nur der Abfall des TPW korrigiert wird und
nicht eine zu starke Vasoconstriction zu einer übermäßigen An-
hebung des "afterload" führt.

Die untersuchten Anaesthesieverfahren beeinflussen somit bei
geriatrischen Patienten sehr unterschiedlich die Hämodynamik.
Die Wahl des jeweiligen Anaesthesieverfahrens hat sich nach den
im speziellen Fall am leichtesten beherrschbaren Nebenwirkungen
zu richten.

7. SUMMARY

During the past century life expectancy has doubled, and in all
hospitals the geriatric sections have increased in size and
importance. All medical specialities must deal with the special
problems of the elderly. Many would like a specialization in
the field of geriatrics; they are not satisfied with simply
treating these people like older adults.

Often nowadays the chronological age does not correspond to the
biological one, so geriatric patients may undergo operations
which were not done in earlier days because of the risk involved
and of the short life expectancy of the patients. For the anes-
thesiologic prognosis in this patient group, the cardiovascular
system is the limiting factor, because the anesthetic agents
have a decisive effect on hemodynamic parameters. Since no special form of anesthesia exists yet for these older patients,
the same anesthesias as for younger people is used, thus doub-
ling the monitoring efforts.

The choice of technique should be based on the side effects of
the narcotic agents and the possibility of their therapeutical
handling. Both experimental and clinical investigations of heal-
thy young people show significant differences in hemodynamic
effects of anestethic agents. These results are due to the ethical
limitations of clinical testing and also to the unsatisfactory
simulation of clinical conditions. Considering all this the
previous lack of investigation of special cardiovascular problems and of the hemodynamic effect of narcotic agents in the
heterogeneous group of elderly patients is not surprising. For
this reason a clinical study was undertaken to evaluate the
cardiovascular effect on elderly of generally used anesthetic
techniques.

In this comparative study of patients between the ages 65 and
95, clinical practice was simulated as closely as possible.
Care was taken to avoid all secondary effects such as the start
of intermittent positive pressure ventilation, the administration
of curarizing agents, and changes in the depth of anesthesia.
The volatile anesthetics were used according to the principle
of the "minimal alveolar concentration", which results in a
depth of anesthesia in which 50% of the patients react (blood
pressure, heart frequence, pupils) to a standardized surgical
incision. Similar equianesthetic concentrations were used with
the intravenous techniques. Therefore, the hemodynamic parameters were measured not only preoperatively in anesthesia without surgical stress, but also intraoperatively 15 min after the
start of the surgical procedure. This method takes into account

that most clinical anesthesias have a very short preoperative
period and a longer intraoperative one. It is well known that
the hemodynamic parameters can be very different during these
two phases.

The decrease in mean arterial pressure with use of Halothane
and Ethrane and the standard neuroleptanesthesia was due to a
reduction of the cardiac output, which was augmented by a fall
of the intrathoracic blood volume (drop of preload); from this
a good correlation between mean arterial pressure and cardiac
output was really found ($\underline{r}$ = 0.69, $\underline{p}$ < 0.05). In contrast the
fall in mean arterial pressure with use of a Rohypnol/Fentanyl
combination was due to the decrease of the total peripheral
resistance, without reduction of the cardiac output (significant
correlation between mean arterial pressure and total peripheral
resistance.

With Ethrane the smaller anesthetic requirement of geriatric
patients was quantified. For an equal depth of anesthesia, in-
spiratory concentrations of 0.3% - 0.6% in the elderly and 1.6%
- 2.0% in the young were necessary. But the hemodynamic conse-
quences were more extensive in the geriatric group. This hemodynamic lability in the techniques that affect especially the
cardiac function could be prevented by the preanesthetic administration of 15 ml colloid solution per kilogram body weight.
This finding supports the hypothesis that the particular hemodynamic sensitivity of the old-age group is at least partially
due to a compensated hypovolaemia, which occurs as a physiologic
adaptation to immobilization. In using the "Rohypnol-Fentanyl
technique", a minimal cardiac alteration can be seen. But the
direct effect on the total peripheral resistance, producing some-
times a critical drop of the perfusion pressure, requires correction, especially because of the danger of local cerebral
ischaemia. For this purpose, α-adrenergic stimulators such as
methoxamine (Vasoxine), a group of drugs seldom used in the past,
are a suitable therapeutic possibility. However, they must be
given carefully in doses of 1 - 2 mg to produce only a correction
of the total peripheral resistance and not an increase of the
afterload.

It can be concluded that in geriatric patients the examined
anesthesia techniques have side effects which affect the cardiovascular parameters very differently. The choice of the favorable
procedure in a particular clinical situation must depend on the
knowledge of its pathophysiologic basis and the possibilities
of therapeutic handling.

8. LITERATUR

1. AHNEFELD, F. W., HALMAGYI, M.: Vorwort. Anaesthesie im Alter. Anaesthesiologie und Wiederbelebung Bd. 83, Berlin, Heidelberg, New York: Springer 1974.

2. AHNEFELD, F. W., ISRANG, H. H., HALMAGYI, H., HEYER, G.: Thanatogenetische Faktoren bei Eingriffen im höheren Lebensalter. Anaesthesiologie und Wiederbelebung Bd. 47, 152. Berlin, Heidelberg, New York: Springer 1970.

3. ARNDT, J. O., KRZOSSA, M., MÜLLER, A.: Der Einfluß von Ethrane und Halothan auf die Aktivität der Barorezeptoren des Aortenbogens von Katzen. Anaesthesiologie und Wiederbelebung Bd. 84, S. 115. Berlin, Heidelberg, New York: Springer 1974.

4. ARNDT, J. O.: Funktions- und Regelprinzipien des Kreislaufs. Intensivmedizin, Notfallmedizin, Anästhesiologie 1, 1. Stuttgart: Thieme 1976.

5. BAIRD, E. S., HAILEY, D. M.: Delayed recovery from a sedative: Correlation of the plasma levels of Diazepam with clinical effects after oral and intravenous administration. Br. J. Anaesth. 44, 802 (1972).

6. BEER, D., BEER, R.: Die Beeinflussung der Myokardkontraktilität und Hämodynamik durch Ethrane beim Hund. Anaesthesiologie und Wiederbelebung Bd. 84, S. 94. Berlin, Heidelberg, New York: Springer 1974.

7. BENDER, A. D.: The effect of increasing age on the distribution of peripheral blood flow in human. J. Am. Geriatr. Soc. 13, 192 (1965).

8. BENKE, A.: Geriatrische Anästhesie. Anaesthesiologie und Wiederbelebung Bd. 47, S. 108. Berlin, Heidelberg, New York: Springer 1970.

9. BENKE, A.: Anästhesie und Ikterus. Wien. klin. Wochenschr. 75, 842 (1963).

10. BERGMANN, H.: Die derzeitige Stellung der Lokalanästhesie. Anaesthesiologie und Wiederbelebung Bd. 47, S. 219. Berlin, Heidelberg, New York: Springer 1970.

11. BLAND, J. H.: Clinical metabolism of body-water and electrolytes. Philadelphia, London: W. B. Saunders Company 1963.

12. BRAMANN, H. V., HEROLD, G.: Die postoperative Früh- und Spätmortalität bei über 80jährigen (Auswertung von 910 Allgemeinanästhesien). Anaesthesiologie und Wiederbelebung, Bd. 47, S. 157. Berlin, Heidelberg, New York: Springer 1970.

13. BRÜCKNER, J. B., BONHOEFFER, K.: Vergleichende Untersuchungen der Sauerstoffaufnahme während Neuroleptanalgesie und Barbiturat-Narkose beim Menschen. Anaesthesist 18, 180 (1969).

14. CHOBANIAN, A. V., LILLE, R. D., TERCYAK, A., BLEVINS, P.: The metabolic and hemodynamic effects of prolonged bed rest in normal subjects. Circulation 49, 51 (1974).

15. COHEN, E. N., BELLVILLE, J. W., BROWN, B. W.: Anesthesia, pregnancy and misscarriage. Anesthesiology 35, 343 (1971).

16. COLE, W. H.: Medical differences between the young and the aged. J. Am. Geriatr. Soc. 18, 589 (1970).

17. COLEMAN, A. J., DOWNING, J. W., MOYES, D. G., O'BRIEN, A.: The acute cardiovascular effects of Ro 5-4200. A new anesthetic induction agent.

Vortrag Südafrikanischer Anästhesiekongress in Isando, Johannesburg, 1972.

18. COPER, H., ROMMELSPACHER, H., SCHULZE, G.: Pharmakologische Grundlagen der Therapie bei alten Menschen. Anaesthesiologie und Wiederbelebung, Bd. 86, S. 77. Berlin, Heidelberg, New York: Springer 1974.

19. CORNAY, F. M. T., Van DYKE, R. A.: Halothane hepatitis: a critical review. Anesth. Analg. (Cleve) 51, 135 (1972).

20. COUSINS, M. J., MAZZE, R. I.: Methoxyflurane nephrotoxicitiy, a study of dose response in man. J.A.M.A. 225, 1611 (1973).

21. CRISTOFORO, M. F., BRODY, M. J.: Non-adrenergic vasoconstriction produced by halothane and cyclopropane anesthesia. Anesthesiology 29, 44 (1968).

22. CSASZAR, J., WÖLFER, E., MIHALECZ, K.: Unsere Erfahrungen mit der Neurolept-II-Analgesie unter besonderer Berücksichtigung der Nierenfunktionsveränderungen. Anaesthesist 16, 107 (1963).

23. CULLEN, D. J., EGER, E. I., STEVENS, W. C., SMITH, N. T., CROMWELL, T. H., CULLEN. B. F., GREGORY, G. A., BAHLMAN, S. H., DOLAN, W. M., STOELTING, R. K., FOURCADE, H. E.: Clinical signs of anesthesia. Anesthesiology 36, 21 (1972).

24. DE CASTROP, J.: L'utilisation de la kétamine et du Ro. 5-4200: 1/100 en anesthésie i.v. subvigile. Ars. Med. (Brüssel) 27, 1286 (1972).

25. DE CASTRO, J., MUNDELEER, P.: Die Neuroleptanalgesie. Auswahl der Präparate, Bedeutung der Analgesie und der Neurolepsia. Anaesthesist 11, 10 (1962).

26. DICK, W., DÖLP, R.: Wasser- und Elektrolythaushalt im Alter. Anaesthesiologie und Wiederbelebung, Bd. 86, S. 63. Berlin, Heidelberg, New York: Springer 1974.

27. DIMAI, W., GATTIKER, R.: Hochdosierte Fentanyl-Anästhesie in der Herzchirurgie. Kongreßband des Zentraleurop. Anästhesie-Kongresses in Bremen 1965. HENSCHEL, W. F. (Hrsg.). Erlangen: Perimed (im Druck).

28. DOBKIN, A. B., HEINRICH, R. G., ISRAEL, J. S., LEVY, A. A., NAVILLE, J. F., OUNKASEM, K.: Clinical and laboratory evaluation of a new inhalation agent. (CHF_2-O-CF_2-CHF Cl). Anaesthesiology 29, 275 (1968).

29. DRAXLER, V., WAGNER, H., ZEKERT, F., SPORN, P., WATZEK, C., STEINBEREITHNER, K.: Studies on a modified dextrane-Ringer's-lactate mixture in intensive care patients. Eur. J. Intensive Care Med. 1, 43 (1975).

30. EBERLEIN, H. J.: Fragebogen zur Verwendung bei anaphylaktoiden Zwischenfällen mit kolloidalen Substanzen. Persönliche Mitteilung, 1975.

31. ENGSTRÖM, C. G., HERZOG, P.: Ventilation nomogram for practical use with the Engström respirator. Acta chir. scand. Suppl. 245, 37 (1959).

32.: FINCH, C. E.: Cell differentiation, extrinsic factors, and aging. Interdiscipl. Topics Geront., Bd. 9, S. 8. Basel: Karger 1976.

33. FREY, R., HUTSCHENREUTER, K., AHNEFELD, F. W., STEINBEREITHNER, K.: Vorsichtsmaßnahmen bei der Anwendung kolloider Volumenersatzmittel. Anaesthesist 24, 378 (1975).

34. GARNIER, B.: Vortrag an der Sitzung über Kardiologie in der Geriatrie am 7. Europ. Kardiologiekongreß. Amsterdam, 1976.

35. GATTIKER, R., BERLIN, J., DIMAI, W., HOSSLI, G.: Aufhebung der Atemdämpfung durch Naloxone bei hochdosierter Fentanyl-Anästhesie in der Gefäßchirurgie. Kongreßband des Zentraleurop. Anästhesie-Kongresses in Bremen, 1975. HENSCHEL. W. F. (Hrsg.). Erlangen: Perimed (im Druck).

36. GAUER, O. H.: Kreislauf des Blutes. In: GAUER, O. H., KRAMER, K., JUNG, R.: Physillogie des Menschen, Bd. III. München: Urban und Schwarzenberg 1972.

37. GOLLUB, S., VANICHANAN, C., SCHAEFER, C., SCHECHTER, D. C.: A study of safer plasma substitudes. Surg. Gynecol. Obstet. 128, 1325 (1969).

38. GOTTSTEIN, U.: The effects of drugs on cerebral blood flow especially
    in patients of older age. Pharmacopsychiat. 2, 100 (1969).
39. GRAVES, C. L., DOWNS, N. H., BROWNE, A. B.: Cardiovascular effects of
    minimal analgesic quantities of Innovar, Fentanyl and Droperidol in man.
    Anesth. Analg. 54, 15 (1975).
40. GREGORY, G. A., EGER II, E. I., MUNSON, E. S.: The relationship between
    age and halothane requirement in man. Anesthesiology 30, 488 (1969).
41. HALDEMANN, G., HOSSLI, G., SCHAER, H.: Die Anästhesie mit Rohypnol
    (Flunitrazepam) und Fentanyl beim geriatrischen Patienten. Anaesthe-
    sist (im Druck).
42. HALDEMANN, G., SCHAER, H.: Der Gas-Check-AVL, ein neuer Mikroblutgas-
    analysator. Anaesthesist 20, 267 (1971).
43. HALDEMANN, G., SCHMID, E., FREY, P., HOSSLI, G., SCHAER, H.: Wirkung
    von Ethran auf die Kreislaufgrößen geriatrischer Patienten. Anaesthe-
    sist 24, 343 (1975).
44. HALDEMANN, G., WÜEST, H. P., HOSSLI, G., SCHAER, H.: Die Wirkung von
    Flunitrazepam (Rohypnol) als Prämedikation und Anästhetikum auf die
    Hämodynamik bei kreislaufgesunden Patienten. In: Bisherige Erfahrungen
    mit Rohypnol. HÜGIN, W., HOSSLI, G., GEMPERLE, M. (Hrsg.). Basel:
    Edit. "Roche" 74, 1976.
45. HARDY, J. D., GARCIA, J. B., HARDY, J. A., HARKINS, M. H. jr.: Fluid
    replacement monitoring. Effect of dextran overload, norepinephrine drip,
    and positive pressure ventilation on systemic arterial, right arterial,
    pulmonary wege, and left arterial pressure in dogs. Ann. Surg. 180,
    162 (1974).
46. HARPER, A. M.: The interrelationship between aPCO$_2$ and blood pressure
    in the regulation of blood flow through the cerebral cortex. Acta neurol.
    scand. 14, 94 (1965).
47. HEGGLIN, R., RUTISHAUSER, W.: Die gegenseitigen Beziehungen und die
    klinische Bedeutung von mit der Farbstoffmethode ermittelten Kreislauf-
    größen. Cardiologica 38, 249 (1961).
48. HENSCHEL, W. F.: Die Entwicklung der Neuroleptanalgesie bis zur heutigen
    Stellung in der Anästhesie. Anaesthesiologie und Wiederbelebung, Bd. 9,
    S. 2. Berlin, Heidelberg, New York: Springer 1966.
49. HÜGIN, W., HOSSLI, G., GEMPERLE, M. (Hrsg.): "Bisherige Erfahrungen
    mit Rohypnol". Symposium der Schweiz. Gesellschaft für Anästhesiologie
    und Reanimation 1974. Basel: Edit. "Roche" 1976.
50. HUTSCHENREUTER, K., BIHLER, K., FRITSCHE, P.: Vorwort zur Anästhesie
    in extremen Altersklassen. Anaesthesiologie und Wiederbelebung, Bd. 47.
    Berlin, Heidelberg, New York: Springer 1970.
51. JOHNSTONE, M.: The human cardiovascular response to fluothane anaesthe-
    sia. Br. J. Anaesth. 28, 392 (1956).
52. KILIAN, J., AHNEFELD, F. W.: Absolute und relative Indikationen für die
    Anwendung kolloidaler Volumenersatzlösungen. Klinische Anästhesiologie
    und Intensivtherapie, Bd. 9, S. 88. Berlin, Heidelberg, New York:
    Springer 1975.
53. KIRCHNER, E.: Blutvolumen und Kapazität des Gefäßsystems bei alten
    chirurgischen Patienten. Anaesthesiologie und Wiederbelebung, Bd. 47,
    S. 202. Berlin, Heidelberg, New York: Springer 1970.
54. KLOSE, R., UNGEMACH, J., HANEBUTT, W.: Vergleichende Untersuchungen über
    Kreislauf- und Enzymveränderungen unter Ethrane-Anästhesie und Neuro-
    leptanalgesie. Kongreßband des Zentraleuropäischen Anästhesie-Kongresses
    in Bremen, 1975. HENSCHEL, W. F. (Hrsg.). Erlangen: Perimed (im Druck).
55. KREIENBÜHL, G., HALDEMANN, G.: Der Pulmonaliskatheter beim Schwerver-
    letzten. Kongreßband II. Internat. Kongreß für Notfallchirurgie, Zürich
    1975. GLINZ, W. (Hrsg.). Erlangen: Perimed (im Druck).

56. KURKA, P.: Klinische Erfahrungen mit Ro 5-4200 in der Anästhesie,
Anaesthesist 23, 375 (1974).

57. LAEPPPLE, O., ROTHLIN, M.: Kreislaufverhältnisse während Narkoseeinleitung mit Diazepam und Thiopental vor Herzoperationen. Anaesthesist 19,
23 (1970).

58. LANGNER, R., REICHENBACH, H.: Vier Fälle von anaphylaktoiden Reaktionen
nach Volumensubstitution mit Dextranlösungen. Z. Prakt. Anaesth. 10, 77
(1975).

59. LANGREHR, D., SINGBART, G., NEUHAUS, R.: Nebenwirkungen nach Dextran-
und Gelatinepräparaten in der Infusionstherapie. Klinische Erfahrungen
bei der anaphylaktoiden Sofortreaktion. In: Klinische Anästhesiologie
und Intensivtherapie, Bd. 9, S. 73. Berlin, Heidelberg, New York:
Springer 1975.

60. LASSEN, N. A.: Cerebral blood flow and oxygen consumption in man.
Physiol. Rev. 39, 183 (1959).

61. LAWIN, P., BEER, R.: Ethrane. Anaesthesiologie und Wiederbelebung,
Bd. 84. Berlin, Heidelberg, New York: Springer 1974.

62. LITTLE, D. M.: Anesthesia for aged and debilitated patients. In: Surgery
of the aged and debilitated patients. POWERS, J. H. (ed.)., p. 168.
Philadelphia, London: W. B. Saunders Company 1968.

63. MARTI, W. K., GUMPENBERGER, H., LUCAS, M., LUCAS, M., VEGA, J. F.:
Erfahrungen mit Ro 5-4200 als Basisnarkotikum bei 1000 größeren chirurgischen Eingriffen. Vortrag, 4e Congrès européen d'anesthésiologie,
Madrid, 1974.

64. MORR-STRAHMANN, U., BOEGER, O.-D., FOITZIK, H., LAVIN, P.: Kreislaufuntersuchungen während Enflurane-Narkosen bei einem geriatrischen Krankengut, Z. Prakt. Anaesth. 10, 69 (1975).

65. MORR-STRATHMANN, U., LAVIN, P.: Unverträglichkeitserscheinung nach Gabe
von Dextranlösungen. Z. Prakt. Anaesth. 10, 99 (1975).

66. NÖCKER, J.: Die Bedeutung der Proteine in der Ernährung des alten Menschen. Anaesthesiologie und Wiederbelebung, Bd. 86, S. 8. Berlin,
Heidelberg, New York: Springer 1974.

67. NODER, E., THÜRMANN, D.: Die direkte unblutige Eichung der Indikatorverdünnungskurve zur Bestimmung des Herzminutenvolumens bei Verwendung
des Ohr-Oxymeters. Z. Kreisl.-Forsch. 51, 94 (1962).

68. ODUAH, M.: Verhalten des Serumspiegels vom Hexobarbital und Thiopental
beim alten Patienten. Anaesthesiologie und Wiederbelebung Bd. 47, S. 167.
Berlin, Heidelberg, New York: Springer 1970.

69. OLDENDORF, W. H., KITANO, M.: Isotope study of brain blood turnover
in vascular disease. Arch.-Neurol. 12, 30 (1965).

70. PATSCHKE, D.: Kreislaufwirkung von Naloxone. Persönliche Mittelung,
1976.

71. PATSCHKE, D., GETHMANN, J. W., HESS, W., TARNOW, J., WAIBEL, H.: Hämodynamik, Koronardurchblutung und myokardialer Sauerstoffverbrauch unter
hohen Fentanyl- und Piritramiddosen. Anaesthesist 25, 309 (1976).

72. PRICE, H. L., PRICE, M. L.: Has halothane a predominant circulatory
action. Anesthesiology 27, 764 (1966).

73. RAVENTOS, J.: The action of fluothane - a new volatile anaesthetic.
Br. J. Pharmacol. 11, 394 (1956).

74. RIFAT, K., BOLOMEY, M.: Les effets cardio-vasculaires du "Rohypnol"
utilisé comme agent d'induction anesthésique. In: Bisherige Erfahrungen
mit "Rohypnol". HÜGIN, W., HOSSLI, G., GEMPERLE, M. (Hrsg.). Basel:
Edit. "Roche" 84, 1976.

75. RING, J., SEIFERT, J., MESSMER, K., BRENDL, W.: Untersuchungen zur Frage
der Nebenwirkungen bei Anwendung von Plasmaersatzmitteln. Anästhesiologie
und Intensivtherapie, Bd. 9, S. 58. Berlin, Heidelberg, New York:
Springer 1975.

76. ROTHLIN, M.: Das Herzminutenvolumen nach Operation am Herzen. Bern: Hans Huber 1971.

77. SAIDMAN, L. J., EGER II, E. I., MUNSON, E. S., BABAD, A. A., MUALEM, M.: Minimum alveolar concentrations of methoxyflurane, halothane, ether and cyclopropane in man: Correlation with theories of anesthesia. Anesthesiology 28, 994 (1967).

78. SCHAER, H., FREY, P., GATTIKER, R.: Vergleichende Untersuchungen von Halothan- und Neuroleptanästhesie bei geriatrischen Patienten. Anaesthesiologie und Wiederbelebung, Bd. 47, S. 145. Berlin, Heidelberg, New York: Springer 1970.

79. SCHAER, H., KUNDERT, H. P., HOSSLI, G.: Blutvolumen, Plasmavolumen und totales Plasmaalbumin nach Substitution von Blutverlusten mit Physiogel, Macrodex 6% und 1,8% Dextran-Ringer-Laktat bei Menschen. Bibl. Haemat. Bd. 37, S. 329. Basel: Karger 1971.

80. SCHAUDIG, H.: Anästhesie im höheren Lebensalter aus chirurgischer Sicht. Anaesthesiologie und Wiederbelebung, Bd. 47, S. 123. Berlin, Heidelberg, New York: Springer 1970.

81. SCHÖNING, B., KOCH, H.: Pathergiequote verschiedener Plasmasubstitute an Haut und Respirationstrakt orthopädischer Patienten. Anaesthesist 24, 507 (1975).

82. SCHWANDER, D., SINYS, A., MARCO, R., BART, A.: Employ du Ro 5-4200 chez les patients à risque élevé. Vortrag 4e Congrès européen d'anesthésiologie, Madrid, 1974.

83. SKOVSTED, P., PRICE, H. L.: The effects of ethrane on arterial pressure, preganglionic sympathetic activity and barostatic reflexes. Anesthesiology 36, 257 (1972).

84. SLAMA, H., PIIPER, J.: Direkt anzeigendes Rechengerät zur Bestimmung des Herzzeitvolumens mit der Thermoinjektionsmethode. Z. Kreisl.-Forsch. 53, 322 (1964).

85. SMITH, K. C.: Chemical adducts to Desoxyribonucleic Acid: Their importance to the genetic alteration theory of aging. Interdiscipl. Topics Geront. Vd. 9, p. 19. Basel: Karger 1976.

86. SMITH, A. L., WOLLMAN, H.: Cerebral blood flow and metabolism: Effects of anesthetic durgs and techniques. Anesthesiology 36, 378 (1972).

87. SNEDECOR, G. W.: Statistical methods. The Jowa State University Press. Ames, Jowa, USA, rth edition 1956.

88. SPARLING, C. M., MOOK, G. A., NIEVEN, J., Von der SLIKKE, L. B., ZIJLSTRA, W. G.: Calibration of dye dilution curves for calculation cardiac output and central blood volume. Acta III. europ. cord. scient. conv. 595 (1960).

89. STAUCH, M.: Bedeutung altersbedingter Änderungen der Kreislauffunktion für die Anästhesie. Anaesthesiologie und Wiederbelebung, Bd. 83, S. 23. Berlin, Heidelberg, New York: Springer 1974.

90. TARNOW, J.: Diskussionsbeitrag am 1. Europäischen Symposium über moderne Anästhetika in Hamburg, 1973. Anaesthesiologie und Wiederbelebung, Bd. 84, S. 130. Berlin, Heidelberg, New York: Springer 1974.

91. TARNOW, J., EBERLEIN, H. J., OSER, G., PATSCHKE, D., SCHNEIDER, E., SCHWEICHEL, E., WILDE, J.: Hämodynamik, Myokardkontraktilität, Ventrikelvolumina und Sauerstoffversorgung des Herzens unter verschiedenen Inhalationsanästhetika. Kongreßband der Jahresversammlung der Deutschen Gesellschaft für Anästhesie, Travemünde 1976. HENSCHEL, W. F. (Hrsg.). Erlangen: Perimed (im Druck).

92. TRAEGER, A., KUNZE, M., STEIN, G., ANKERMANN, H.: Zur Pharmakokinetik von Indomethazin bei alten Menschen. Z. Altersforsch. 27, 151 (1973).

93. ULMER, W.: Bedeutung altersbedingter Änderungen der Lungenfunktion für die Anästhesie. Anaesthesiologie und Wiederbelebung, Bd. 83, S. 1. Berlin, Heidelberg, New York: Springer 1974.

94. UNSELD, H., TRÖMER, W., SCHORER, R.: Einfluß der Narkose auf die Beziehung Blutmenge - Herzzeitvolumen im höheren Lebensalter. Anaesthesiologie und Wiederbelebung, Bd. 47, S. 208. Berlin, Heidelberg, New York: Springer 1970.

95. VATNER, S. F., TY SMITH, N.: Effects of halothane on left ventricular function and of regional blood flow in dogs and primates. Circ. Res. $\underline{34}$, 155 (1974).

96. VONTIN, H.: Analogsedierung und Atar-Analgesie. Neue Wege der Anästhesie mit dem Hypnotikum Rohypnol (Ro 5-4200). Kongreßband des Zentraleurop. Anästhesie-Kongresses 1975. HENSCHEL, W. F. (Hrsg.). Erlangen: Perimed (im Druck).

97. VIRTUE, R. W., LUND, L. O., PHELPS, M. K., VOGEL, J. H. K., BECKWITT, H., HERON, M.: Difluoromethyl-1,1,2-trifluoro-2-chloroethyl ether as an anaesthetic agent: results with dogs and a preliminary note on observations with man. Canad. Anaesth. Soc. J. $\underline{13}$, 223 (1966).

9. Sachverzeichnis

A

Alterskrankheiten 1, 2
Alterung, physiologische 2,
  35
Anaesthesie, geriatrische 3,
  35, 42
Anaestheticabedarf 8, 32, 35,
  40, 43
Arterieller Mitteldruck (AMD)
  16, 30, 32
--, Ethranenarkose 18, 19, 20,
  21, 22, 31, 33, 43
--, Halothannarkose 18, 19,
  43
--, NLA 18, 19, 43
--, Pethidinprämedikation 12
--, Rohypnol-Fentanylnarkose
  26, 28, 29, 39, 43
--, Rohypnolnarkose 23, 24,
  26
--, Rohypnolprämedikation 12,
  22, 24
--, Volumenzufuhr 36

B

Barorezeptoren 34
Benzodiazepine 5, 6
Biotransformationsrate 37
Blutdruckmessung 10
Blutgasanalyse 12
Blutvolumendefizit 8
Butyrophenone 4

C

Celocurin 12

D

Densitometer 10, 11
Dextran 15, 22, 23, 34, 36,
  37

DHBP 31
Diazepam s. Valium
Doxapramhydrochlorid 4

E

Ethrane 4, 6, 14, 15, 16, 17,
  18, 19, 22, 37, 40, 43
-, Kreislaufwirkung 19, 23,
  34, 35, 37, 40, 43

F

Fentanyl 4, 6, 12, 39
-, Kreislaufwirkung 25, 28
Flunitrazepam s. Rohypnol
Foran 37
Fortalgesic 39

G

Gelatine 37

H

Halothan 3, 4, 6, 16, 17, 18,
  19, 37, 40
Herzfrequenz (HF)
-, Ethranenarkose 17, 20, 21,
  32, 33
-, Halothannarkose 17
-, NLA 17, 19
-, Pethidinprämedikation 13
-, Rohypnolprämedikation 13,
  22, 25
-, Rohypnol-Fentanylnarkose
  28
-, Rohypnolnarkose 23, 27
-, Volumenzufuhr 36
Herzzeitvolumen (HZV) 12, 13,
  15, 32
- Bestimmung 10, 11

Anaesthesiology and Resuscitation · Anaesthesiologie und Wiederbelebung
Anesthésiologie et Réanimation

Editors: R. Frey, F. Kern, O. Mayrhofer. Managing Editor: H. Bergmann

Eine Auswahl lieferbarer Bände:

1 Resuscitation. Controversial Aspects. Edited by Peter Safar. VII, 64 pages. DM 26,–. 1963

2 Hypnosis in Anaesthesiology. Edited by Jean Lassner. VIII, 51 Seiten. DM 24,–. 1964

5 Infusionsprobleme in der Chirurgie. Herausgegeben von U. F. Gruber. VIII, 108 Seiten. DM 14,–. 1968

6 Parenterale Ernährung. Herausgegeben von K. Lang, R. Frey und M. Halmágyi. X, 156 Seiten. DM 34,–. 1966

7 Grundlagen und Ergebnisse der Venendruckmessung zur Prüfung des zirkulierenden Blutvolumens. Von V. Feurstein. VIII, 37 Seiten. DM 19,–. 1965

11 Der Elektrolytstoffwechsel von Hirngewebe und seine Beeinflussung durch Narkotica. Von W. Klaus. VIII, 97 Seiten. DM 33,–. 1967

12 Sauerstoffversorgung und Säure-Basenhaushalt in tiefer Hypothermie. Von P. Lundsgaard-Hansen. VIII, 91 Seiten. DM 30,–. 1966

14 Die Technik der Lokalanaesthesie. Von H. Nolte. VIII, 53 Seiten. DM 14,–. 1966

15 Anaesthesie und Notfallmedizin. Herausgegeben von K. Hutschenreuter. XII, 286 Seiten. DM 78,–. 1966

16 Anaesthesiologische Probleme in der HNO-Heilkunde und Kieferchirurgie. Herausgegeben von K. Horatz und H. Kreuscher. VIII, 39 Seiten. DM 19,–. 1966

19 Örtliche Betäubung: Plexus brachialis. Von Sir Robert R. Macintosh und W. W. Mushin. VIII, 32 Seiten. DM 20,–. 1967

20 Anaesthesie in der Gefäß- und Herzchirurgie. Herausgegeben von O. H. Just und M. Zindler. XII, 209 Seiten. DM 64,–. 1967

21 Die Hirndurchblutung unter Neuroleptanaesthesie. Von H. Kreuscher. VIII, 85 Seiten. DM 33,–. 1967

22 Ateminsuffizienz. Von H. L'Allemand. VIII, 90 Seiten. DM 36,–. 1968

23 Die Geschichte der chirurgischen Anaesthesie. Von Thomas E. Keys. XVIII, 230 Seiten. DM 78,–. 1968

24 Ventilation und Atemtechnik bei Säuglingen und Kleinkindern unter Narkosebedingungen. Von J. Wawersik. X, 151 Seiten. DM 52,–. 1967

25 Morphinartige Analgetika und ihre Antagonisten. Von Francis F. Foldes, Mark Swerdlow, and Ephraim S. Siker. XXIII, 364 Seiten. DM 110,–. 1968

26 Örtliche Betäubung: Kopf und Hals. Von Sir Robert R. Macintosh und M. Ostlere. VIII, 124 Seiten. DM 67,–. 1968

27 Langzeitbeatmung. Herausgegeben von Ch. Lehmann. XIV, 91 Seiten. DM 39,–. 1968

28 Die Wiederbelebung der Atmung. Von H. Nolte. XII, 89 Seiten. DM 14,–. 1968

29 Kontrolle der Ventilation in der Neugeborenen- und Säuglingsanaesthesie. Von U. Henneberg. VII, 73 Seiten. DM 34,–. 1968

30 Hypoxie. Herausgegeben von R. Frey, M. Halmágyi, Karl Lang und G. Thews. X, 176 Seiten. DM 69,–. 1969

32 Örtliche Betäubung: Abdominal-Chirurgie. Von Sir Robert R. Macintosh und R. Bryce-Smith. XI, 73 Seiten. DM 62,–. 1968

33 Planung, Organisation und Einrichtung von Intensivbehandlungseinheiten am Krankenhaus. Herausgegeben von H. W. Opderbecke. X, 230 Seiten. DM 49,–. 1969

35 Die Störungen des Säure-Basen-Haushaltes. Herausgegeben von V. Feurstein. X, 149 Seiten. DM 56,–. 1969

36 Anaesthesie und Nierenfunktion. Herausgegeben von V. Feurstein. X, 142 Seiten. DM 53,–. 1969

37 Anaesthesie und Kohlenhydratstoffwechsel. Herausgegeben von V. Feurstein. VIII, 83 Seiten. DM 36,–. 1969

38 Respiratorbeatmung und Oberflächenspannung in der Lunge. Von H. Benzer. IX, 51 Seiten. DM 24,–. 1969

39 Die nasotracheale Intubation. Von M. Körner. XI, 94 Seiten. DM 43,–. 1969

41 Über das Verhalten von Ventilation, Gasaustausch und Kreislauf bei Patienten mit normalem und gestörtem Gasaustausch unter künstlicher Totraumvergrößerung. Von O. Giebel. VII, 74 Seiten. DM 26,–. 1969

43 Die Klinik des Wundstarrkrampfes im Lichte neuzeitlicher Behandlungsmethoden. Von K. Eyrich. VIII, 95 Seiten. DM 30,–. 1969

45 Vergiftungen. Erkennung, Verhütung und Behandlung. Herausgegeben von R. Frey, M. Halmágyi, K. Lang und P. Oettel. XX, 173 Seiten. DM 30,–. 1970

46 Veränderungen des Wasser- und Elektrolythaushaltes durch Osmotherapeutika. Von M. Halmágyi. XII, 77 Seiten. DM 30,–. 1970

48 Intensivtherapie bei Kreislaufversagen. Herausgegeben von S. Effert und K. Wiemers. IX, 108 Seiten. DM 43,–. 1970

50 Intensivtherapie beim septischen Schock. Herausgegeben von F. W. Ahnefeld und M. Halmágyi. IX, 103 Seiten. DM 44,–. 1970

51 Prämedikationseffekte auf Bronchialwiderstand und Atmung. Von L. Stöcker. VII, 46 Seiten. DM 26,–. 1971

52 Die Bedeutung der adrenergen Blockade für den haemorrhagischen Schock. Von G. Zierott. VIII, 115 Seiten. DM 62,–. 1971

53 Nomogramme zum Säure-Basen-Status des Blutes und zum Atemgastransport. Herausgegeben von G. Thews, XI, 134 Seiten. DM 48,–. 1971

56 Anaesthesie bei Eingriffen an endokrinen Organen und bei Herzrhythmusstörungen. Herausgegeben von K. Hutschenreuter und M. Zindler. XII, 223 Seiten. DM 47,–. 1972

58 Stoffwechsel. Pathophysiologische Grundlagen der Intensivtherapie. Herausgegeben von K. Lang, R. Frey und M. Halmágyi. X, 142 Seiten. DM 59,–. 1972

59 Anaesthesia Equipment. By P. Schreiber. XII, 219 pages. DM 59,–. 1972

60 Homoiostase. Wiederherstellung und Aufrechterhaltung. Herausgegeben von F. W. Ahnefeld und M. Halmágyi. XI, 192 Seiten. DM 83,–. 1972

61 Essays on Future Trends in Anaesthesia. By A. Boba. X, 93 pages. DM 36,–. 1972

62 Respiratorischer Flüssigkeits- und Wärmeverlust des Säuglings und Kleinkindes bei künstlicher Beatmung. Von W. Dick. VIII, 69 Seiten. DM 40,–. 1972

64 Sauerstoffüberdruckbehandlung. Probleme und Anwendung. Herausgegeben von I. Podlesch. IX, 97 Seiten. DM 47,–. 1972

65 Der Wasser- und Elektrolythaushalt des Kranken. Von H. Baur. XI, 221 Seiten. DM 59,–. 1972

66 Überlebens- und Wiederbelebungszeit des Herzens. Von P. G. Spieckermann. IX, 116 Seiten. DM 47,–. 1973

67 Sauerstoffbedarf und Sauerstoffversorgung des Herzens in Narkose. Von D. Kettler. VIII, 53 Seiten. DM 30,–. 1973

68 Anaesthesie mit Gamma-Hydroxibuttersäure. Herausgegeben von W. Bushart und P. Rittmeyer. IX, 93 Seiten. DM 30,–. 1973

70 Die Sekretionsleistung des Nebennierenmarks unter dem Einfluß von Narkotica und Muskelrelaxantien. Von M. Göthert. VIII, 89 Seiten. DM 36,–. 1972

71 Anaesthesie und Wiederbelebung bei Säuglingen und Kleinkindern. Herausgegeben von F. W. Ahnefeld und M. Halmágyi. IX, 83 Seiten. DM 40,–. 1973

72 Therapie lebensbedrohlicher Zustände bei Säuglingen und Kleinkindern. Herausgegeben von R. Frey, M. Halmágyi und K. Lang. IX, 136 Seiten. DM 69,–. 1973

73 Diagnostische und therapeutische Nervenblockaden. Herausgegeben von R. Frey, M. Halmágyi und H. Nolte. IX, 67 Seiten. DM 36,–. 1973

75 Anesthetic Management of Endocrine Disease. By T. Oyama. IX, 220 pages. DM 65,–. 1973

77 Herzrhythmus und Anaesthesie. Herausgegeben von H. Nolte und J. Wurster. IX, 55 Seiten. DM 30,–. 1973

78 Biotelemetrie. Angewandte biomedizinische Technik. Von H. Hutten. VII, 70 Seiten. DM 39,–. 1973

79 Coronardurchblutung und Energieumsatz des menschlichen Herzens unter verschiedenen Anaesthetica. Von H. Sonntag. VIII, 56 Seiten. DM 36,–. 1973

81 Stoffwechselwirkungen von Trometamol. Von H. Helwig. VIII, 96 Seiten. DM 36,–. 1974

84 Ethrane. Edited by P. Lawin und R. Beer in cooperation with E. Wiethoff. XIII, 389 pages. DM 64,–. 1974

85 Blutersatz durch stromafreie Hämoglobinlösung. Von J. M. Unseld. VIII, 90 Seiten. DM 32,–. 1974

95 Mobile Intensive Care Units. Edited by R. Frey, E. Nagel and P. Safar. XV, 271 pages. DM 48,–. 1976

98 Intraaortale Ballongegenpulsation. Von E. R. de Vivie. X, 96 Seiten. DM 28,–. 1976

101 Myokarddurchblutung und Stoffwechselparameter im arteriellen Blut bei Hämodilutionsperfusion. Von D. Regensburger. VII, 75 Seiten. DM 36,–. 1976

102 Coronarinsuffizienz, Pathophysiologie und Anaesthesieprobleme bei der Coronarchirurgie. Herausgegeben von M. Zindler und R. Purschke. XIII, 166 Seiten. DM 48,–. 1977

103 Fettemulsionen in der parenteralen Ernährung. Herausgegeben von A. Wretlind, R. Frey, K. Eyrich und H. Makowski. X, 222 Seiten. DM 48,–. 1977

104 Die akute normovolämische Hämodilution in klinischer Anwendung. Von A. J. Coburg. XI, 89 Seiten. DM 28,–. 1977

105 Lungenveränderungen während Dauerbeatmung. Von H. Reineke. VII, 56 Seiten. DM 36,–. 1977

106 Etomidate. Edited by A. Doenicke. XI, 155 pages. DM 36,–. 1977

107 Die kontrollierte Hypotension mit Nitroprussidnatrium in der Neuroanaesthesie. Von K. Huse. IX, 98 Seiten. DM 38,–. 1977

108 Transcutane Sauerstoffmessung. Von K. Stosseck. VIII, 68 Seiten. DM 32,–. 1977

109 20 Jahre Fluothane. Herausgegeben von E. Kirchner. XVIII, 343 Seiten. DM 58,–. 1978

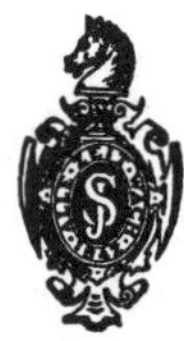

Preisänderungen vorbehalten

Springer-Verlag Berlin   Heidelberg   New York